Rafael Hernández Estefanía

Prólogo de Lorenzo Silva

La hora de los valientes

Historias de un cirujano

geoPlaneta

LA HORA DE LOS VALIENTES
Historias de un cirujano

1.ª edición
geoPlaneta
Diagonal 662-664. 08034 Barcelona
geoplaneta@planeta.es - www.geoplaneta.com

Realización: Planeta

ISBN: 978-84-08-30142-4
Depósito legal: B. 1.844-2025

Impresión y encuadernación: Rotoprint
Printed in Spain - Impreso en España

«Debe ser limpio e ir bien afeitado, y no debe dejarse las uñas largas. Debe llevar ropa blanca y andar con un aire suave y bonachón, como el amigo de todos.»

SÚSRUTA (SIGLO VIII A. C.)
MÉDICO Y CIRUJANO INDIO

«Es bueno para el cirujano tener el pelo prematuramente cano y hemorroides. Lo primero le hace parecer que sabe más de lo que sabe y lo segundo le da una expresión de preocupación que el paciente interpreta que es por él.»

BENSON CANNON (1889-1950)
DERMATÓLOGO

A mi madre

SUMARIO

DEL MISMO MATERIAL

LORENZO SILVA

Creo que debo comenzar estas líneas diciendo dónde conocí al autor del libro: en un quirófano. Y creo que debo apresurarme a añadir que en ese momento el que suscribe no se encontraba en posición horizontal, sino bípeda, como el cirujano, lo que me obliga a una explicación complementaria. ¿Qué pintaba un civil —permítaseme esta expresión, con ella quiero decir un lego en medicina y cirugía— en una sala de operaciones viendo cómo se desarrollaba una intervención a corazón abierto? En realidad, no había ido allí —el lugar era la Clínica Universidad de Navarra— a ver aquello, sino otra cosa, un implante coclear. Me movía a ello una historia que a la sazón estaba escribiendo, por impulso de la propia clínica, y que acabó publicando esta con el título de *Todo suena*, sobre la experiencia de una paciente que gracias a una intervención similar había recobrado la audición. Para hacerme mejor a la idea de lo que el implante representaba pedí ver cómo se hacía, y tras someterme a todas las medidas de asepsia que el protocolo prescribe se me permitió asistir a uno. Al comprobar el cirujano que no me desmayaba, ya concluida su operación, me preguntó si estaba interesado en ver alguna otra. No se debe preguntar a un novelista si está interesado en algo, al menos si no se busca una respuesta afirmativa. El caso es que fui a ver otras dos cirugías, una de cerebro y otra de corazón. Y en esta fue donde mi camino y el del autor de este libro se cruzaron.

Es un momento que no se olvida porque nunca antes había visto un corazón humano latiendo a través de la abertura que se le había practicado a su propietario en el tórax. Les aseguro que la cosa impresiona, y hallándome todavía bajo el efecto de esa impresión he aquí que uno de los dos que están en la tarea —si no recuerdo mal, en esa ocasión Rafael hacía de ayudante— se vuelve y a pesar de la mascarilla me reconoce y me pregunta si no seré quien soy. Al asombro que siempre te produce tener un lector, por más años que lleves publicando libros, se unió el de encontrarlo en tan peculiar coyuntura y que la aprovechara para confiarme que no sólo me leía, sino que era un apasionado de la literatura y que esta, junto a la medicina, era su pasión.

Debo reconocer aquí que en cierto momento me preocupó ver al cirujano volcado en esta conversación literaria, mientras tenía a un paciente en la mesa de operaciones. Ahí fue donde aprendí que, como se cuenta en este libro, no todo el tiempo de una cirugía transcurre en menesteres que precisen de toda la concentración de quien la practica: así me lo hizo ver el propio Rafael al percibir mi inquietud, además de recordarme que ahí estaba su compañero al cuidado de lo que en ese instante era necesario atender. La calma del *business as usual* que percibí en él, en un trance para mí tan novedoso y extraordinario, es otro de los recuerdos que guardo de aquel encuentro. Pensé que si alguien podía estar tan tranquilo en semejante situación era que había alcanzado un dominio de su arte al que uno bien podía encomendarse en caso de necesitarlo. Por la mirada ardorosa e intensa que veía por encima del filo de la mascarilla descarté la hipótesis alternativa: que me hallara ante un desaprensivo.

Creo que el lector de este libro, incluso aunque no conozca su ejecutoria como cirujano, la descartará igualmente. Hay en él una reflexión sobre el propio oficio, sobre sus dificultades, sus desafíos, sus pequeñas glorias y sus ineludibles miserias —no hay oficio que se vea exento de ellas— que aúna la amenidad, la honestidad y el compromiso con lo que lleva a una persona consciente a escoger el camino de la medicina: la voluntad de ante todo —como bien aconseja la regla hipocrática— no hacer daño; la honrosa esperanza de ser capaz de aportarle a quien se ponga en sus manos una mejora de su existencia, en ese trance indeseado y sombrío en el que la enfermedad la hace peligrar.

Hay en todas las profesiones quien confunde el secreto con el secretismo profesional. Por fortuna, en los últimos años se ha podido comprobar que no es el caso de los cirujanos, o al menos no el de todos. Para muchos, entre quienes me cuento, fue un excelente ejemplo, amén de una estupenda lectura, el libro del neurocirujano Henry Marsh titulado precisamente *Ante todo no hagas daño*. Es en esa senda de transparencia y humanización de la profesión quirúrgica en la que viene a inscribirse *La hora de los valientes*, donde se nos ofrece a los lectores una visión complementaria de la misma materia, si bien lo hace desde otra especialidad no menos peliaguda, la cirugía cardiovascular, y desde la idiosincrasia mediterránea, aunque para beneficio del lector igualmente impregnada de ese fino sentido del humor que acompaña a la literatura anglosajona. Lo comprobamos ya en la primera página y en las citas iniciales, tras las que ya no nos cabrá contemplar las canas y el semblante circunspecto de un cirujano sin preguntarnos cómo andará de perjudicada esa zona de su anatomía donde la espalda pierde su airoso nombre.

Gracias al testimonio de Rafael, podremos introducirnos en el quirófano y asistir a las exigencias y los dilemas a los que se ve sometido quien empuña un bisturí para abrir al prójimo; pero también, y antes de eso, a los que le plantea el trato con quien se aviene a tenderse en la mesa y a perder la conciencia para ser intervenido o —por decirlo con las mismas palabras del autor, todo un hallazgo expresivo— para ofrecerse inerme a la «afrenta quirúrgica». El relato de cómo una medicina y una cirugía que no renuncien a su raíz humanista deben afrontar este delicado acercamiento y, una vez practicada la intervención, ya sea con éxito o sin él, cómo se ha de seguir atendiendo al paciente y a los suyos, resulta para el lector tan instructivo y enriquecedor como el de las maniobras en las que se concreta la acción de operar, en área tan sensible como la que en las intervenciones descritas en estas páginas queda expuesta a la pericia del cirujano.

Dice el antes citado Henry Marsh que en cierto momento de su vida, siendo todavía relativamente joven y estando en buenas condiciones de salud, reparó en que algún día sería la suya la carne humana doliente y amenazada que debería ofrecerse al ojo y la mano de alguno de sus colegas. Añade que fue entonces cuando se sintió apeado de su inmortalidad, de esa eminencia cuasidivina desde la que hasta entonces podía observar a sus pacientes. Da a entender que en ese momento comenzó a ser mejor médico y mejor cirujano, aunque perdiera una parte de la frialdad con la que anteriormente había podido conducirse.

Una idea semejante traspasa las páginas de este libro, y en una de ellas encuentra también la más feliz expresión. Nos dice el autor que la cirugía sólo puede desempeñarse cabalmente desde la conciencia, irrenunciable, de que paciente y cirujano están hechos «del mismo material». A partir de esta convicción, y gracias a su prosa cercana y divulgativa, lo que en *La hora de los valientes* se nos cuenta no es una historia de o para médicos ni un ensayo especializado o destinado al gremio al que se refiere. Antes bien nos cabe leerlo como un testimonio, singularmente emocionante y esclarecedor, sobre la frágil aventura de quienes compartimos la condición humana, siempre suspendida de un hilo. Ese hilo que, en el caso de necesitar una cirugía, y gracias a los avances de la ciencia y la entrega de quienes se esfuerzan día a día por desarrollarla y perfeccionarla, podemos confiar en que estará lo suficientemente bien trenzado como para que las paredes que contienen nuestro pálpito resistan a las asechanzas que la adversidad dispone contra ellas. Y lo mejor es que en este viaje, tan entretenido como desprovisto de solemnidad, no sólo nos aguarda el conocimiento, sino también más de una sonrisa e incluso alguna que otra carcajada. No se puede pedir más.

Madrid, 20 de marzo de 2025

CAPÍTULO 0

LA VIDA PENDIENTE DE UN HILO

«Quien quiera ser cirujano debe ir a la guerra.»

HIPÓCRATES, 460-377 A. C.

Han transcurrido ya muchos años desde el día en que hice mi primera cirugía.

Pero no lo he olvidado.

Se trataba de un paciente con una estenosis aórtica. La intervención había empezado sin sobresaltos, y así se mantuvo hasta que llegamos a la parte más importante: quitar la válvula deteriorada y colocar una prótesis aórtica. También transcurrió bien y sin imprevistos, así que solo quedaba cerrar la aorta, que el corazón retomase su actividad normal, desconectarlo de la máquina de circulación extracorpórea, revisar todo, cerrar y... ¡listo!

¡Mi primera cirugía! Por dentro me sentía bien e importante. Era lo que siempre había querido hacer, y lo estaba haciendo perfecto. ¡Por fin cirujano de verdad!

Acabé de cerrar la aorta mientras un sentimiento de orgullo y satisfacción me recorría todo el cuerpo. Até la sutura con muchos nudos, tal y como me habían entrenado y luego miré el resultado con juicio aprobatorio; había quedado bien: los puntos estaban equidistantes y el conjunto parecía sólido y estanco. La aorta ha de quedar perfectamente suturada, de lo contrario sangra a chorro y el paciente muere. No debe tener agujeros ni rasgaduras, porque, en menos de un minuto, el cuerpo puede perder toda la sangre (y no estoy exagerando en absoluto).

Pero mi sutura estaba estanca. Perfecta. Mi primera intervención iba a ser un éxito.

El Dr. S., que era quien me ayudaba, debió de notar mi emoción y consideró que era el momento de ponerme los pies en la tierra. «Ahí tienes —dijo mientras apuntaba hacia la sutura con una pinza—, la vida de este señor está ahora pendiente de un hilo.»

Su comentario me produjo el mismo efecto que un cubo de agua fría. Miré donde señalaba, pero esta vez con sentimiento de angustia. *Joder, sí. Está pendiente de un hilo*. Pensar que la sutura se pudiera rasgar me provocó un escalofrío. Aunque en ese momento S. me pareció un aguafiestas, sabía que tenía razón en lo que decía. También entendía por qué había dicho algo así a pesar de que no dejaba de ser una obviedad para ambos: no solo para bajarme los humos, sino porque consideraba que formaba parte de mi formación ser consciente de que, cuando operas, en cualquier momento las cosas se van a la mierda.

Una vez finalizada la intervención, me quité los guantes mientras notaba que la sensación de satisfacción regresaba a mi cuerpo. El Dr. S., cuya función había sido no solo la de ayudante, sino también la de ser máximo responsable de aquella mi primera intervención, decidió completar la enseñanza en aquel día tan importante para mí. «Todos perdemos pacientes. Tú los perderás también, porque la cirugía es una gran hija de puta, no lo olvides.» Se separó de mí, pero se lo pensó mejor y volvió sobre sus pasos para añadir: «Lo importante es que cuando muera un paciente que has operado y repitas la cirugía en tu cabeza, llegues a la conclusión de que no hubieras hecho nada diferente. En el caso de que no sea así, algo que, te adelanto, también sucederá, aprende de tus errores para que estos no se repitan nunca más».

Desde ese día, cada vez que finalizo una parte importante de una operación, me acuerdo de sus palabras y modero la satisfacción que, de manera inevitable, surge de mi interior. *Porque todo puede complicarse en este trabajo, y más cuando menos te lo esperas*. No hay día en la vida de un cirujano en que este no sea consciente de este hecho.

Veinte años después de mi primera cirugía cardiaca, todavía me admira el desconocimiento que existe entre la población sobre el trabajo que realizamos los cirujanos. Cuando me preguntan a qué me dedico, descubro que existen muchos mitos y leyendas sobre todos aquellos que trabajamos en quirófano.

A cada segundo, hay alguien en el mundo que ha sido operado, debe operarse, o convive con alguien que acaba de ser intervenido, o va a serlo. Es probable que este libro les sea de utilidad. Con tal propósito, les invito a que me acompañen al interior de un quirófano.

CAPÍTULO I

(ASUME QUE) TENGO QUE OPERARTE

«El paciente siempre está más ansioso por hablar que por escuchar.»

THEODORE BILLROTH, 1829-1894

Hay circunstancias en la vida que te frenan en seco. Algunas son irresolubles y no queda otra que acostumbrarse a vivir con ellas. Otras tienen remedio, como puede ser una enfermedad curable. Muchas se tratan con cirugía, pero es un mal trago tener que pasar por el quirófano. Nadie quiere escuchar eso de «tienes que operarte».

Cuando alguien lo oye por primera vez, el miedo le recorre el cuerpo. Toma conciencia de que es vulnerable, que la salud es necesaria para afrontar la existencia y que, por supuesto, no quiere morirse todavía. El resto de su vida pasa a un segundo plano. Su rutina se desmorona y las preocupaciones domésticas, económicas y laborales ya no son prioritarias.

La primera pregunta que se formula quien tiene que operarse es: «¿Por qué a mí?». Puede que el receptor de la mala noticia sea una persona con una larga trayectoria de enfermedades, y que una intervención resulte algo hipotético pero posible, y que no le pille desprevenido dada su mala situación clínica. Pero puede ser que resulte una sorpresa inesperada para alguien (que se cree) saludable. Es el típico paciente que garantiza en consulta que siempre ha cumplido con los chequeos médicos de la empresa de forma regular y que nunca le han detectado nada; que hace (o intenta hacer) deporte regularmente y que no toma medicación (o no quiere), y que su régimen de vida puede considerarse anodino, sin excesos de ningún tipo (o eso dice). Se puede dar el caso de que el que recibe la noticia no tenga ningún síntoma, y que le hayan detectado el problema de casualidad, o puede que haya sido diagnosticado a través de una prueba rutinaria por otros motivos. En estos casos de sorpresa mayúscula, una pregunta se repite en la cabeza: «¿Por qué tenía que tocarme a mí?; tengo una vida sencilla, no fumo, no bebo, no transgredo la dieta en comparación con otros que se ponen ciegos...». Recibe estupefacto la noticia en la consulta y luego, ya en la calle y de camino a casa, siente envidia de aquellos que se cruzan con él, puesto que, de repente, el resto de los mortales poseen algo que a él le han arrebatado. Lamentará no haber valorado antes la importancia de la salud y empezará el incómodo, pero necesario, proceso de asunción de la necesidad de ser intervenido. No entiende que, a pesar de que la ciencia médica ha avanzado mucho, aún se desconoce información sobre muchas enfermedades que se presentan silenciosas, en personas que mantienen un régimen de vida saludable (o, al menos, razonablemente saludable), y tampoco entiende que en la ecuación de causalidad entran una gran cantidad de variables genéticas que condicionan que una enfermedad se desarrolle (o no). Que le ha tocado porque a todos nos toca algo algún día.

La segunda pregunta que se plantea la persona que se tiene que operar es: «¿Por qué ahora?». Una intervención es un inconveniente para todos porque parte por la mitad la vida organizada del paciente y de su familia. A nadie le viene bien tener que estar ingresado un determinado número de días, y luego seguir de baja laboral hasta el restablecimiento. Puede que la noticia le pille antes de unas vacaciones ya programadas (y pagadas), o en vísperas de la boda de su primogénita, o con el fallecimiento reciente de un ser querido, o en medio de las Navidades. Puede que sea en mitad de una transacción comercial de gran importancia, o puede que estén previstos cambios laborales en su empresa y que su ausencia pueda poner en riesgo su puesto de trabajo. «Es que ahora no me viene bien», se quejan muchos pacientes en la primera consulta. «¿No podemos posponerlo un poco?» La respuesta es simple: dependerá de la gravedad de la enfermedad y de la necesidad de realizar el procedimiento de manera inmediata, o no. Un tumor que está creciendo debe ser extirpado lo antes posible. Un corazón comprometido porque la obstrucción de una coronaria amenaza con producir un infarto ha de ser tratado de inmediato. Una apendicitis que está a punto de perforarse no puede esperar al día siguiente.

En nuestro país se realizaron en el año 2022 un total de 3 534 800 cirugías según el informe anual del Ministerio de Sanidad. No todas las intervenciones son iguales, de la misma manera que no todas las enfermedades se tratan igual. A pesar de que la medicina moderna tiende a estandarizar y protocolizar la asistencia sanitaria (es la manera más adecuada para mejorar los resultados), no se utiliza siempre la misma técnica quirúrgica para tratar determinada patología. ¿Y eso por qué? Pues porque no hay dos enfermos iguales, y porque el tratamiento ha de adecuarse a la enfermedad, a la edad y a la situación clínica. Por otro lado, no todas las cirugías tienen el mismo riesgo; las hay que precisan de anestesia general y muchas horas de intervención y las hay menos laboriosas que solo requieren una sedación superficial para llevarla a cabo. La recuperación en el postoperatorio tampoco es igual, y depende de la complejidad del procedimiento realizado. Algunos pacientes deberán quedarse varios días hospitalizados, pero otros podrán recibir el alta al día siguiente o, incluso, el mismo día de la cirugía.

De forma sencilla, podemos dividir en tres tipos las intervenciones existentes. La primera es la denominada cirugía menor, en la que la cirugía se lleva a cabo con anestesia local y el paciente no se queda ingresado después. Un ejemplo sería la escisión de una verruga, un lunar, o algún quiste pequeño de la piel. La segunda se llama cirugía mayor ambulatoria y requiere de un estudio preanestésico, ya que el tipo de anestesia es más contundente (puede ser sedación, anestesia intradural o regional, mascarilla laríngea). Es muy parecida a la anestesia general, pero no llega a ser tan profunda. El paciente, por lo general, permanece menos de doce horas dentro del recinto hospitalario y, en muchos casos, ni siquiera llega a ingresar en una habitación. Desde su instauración a escala mundial a finales del siglo pasado, las cirugías ambulatorias han crecido de manera exponencial gracias a sus contrastadas ventajas, no solo para el paciente (menos riesgo de infección y más comodidad), sino también para el sistema sanitario (reducción del coste económico al no existir hospitalización prolongada). Hoy en día constituyen el 47,6 % del total de intervenciones en nuestro país y pueden ser procedimientos realizados por múltiples especialidades: desde una artroscopia a una colecistectomía.

El tercer grupo de intervenciones son aquellas que precisan del ingreso y la hospitalización del paciente. Requiere una anestesia más compleja y el intervenido tendrá una estancia, cuando menos, de seis horas en una cama de hospital, aunque la mayor parte de las veces acaba siendo más tiempo. Un ejemplo serían las intervenciones que realizamos los cirujanos cardiacos, en las que el paciente se queda ingresado, como mínimo, veinticuatro horas en la Unidad de Cuidados intensivos (UCI) antes de su salida a la planta de hospitalización donde permanecerá unos cuantos días más. Otras intervenciones que también requieren UCI después de la cirugía son las pulmonares, las gástricas o las neurológicas.

Así pues, aunque los cirujanos no sabemos dar respuesta al «por qué a mí» que se pregunta el paciente, sí somos quienes decidimos el cuándo y, sobre todo, el cómo (es decir, el tipo de cirugía que se va a realizar). Dependiendo de la gravedad de la patología y de la laboriosidad de su abordaje quirúrgico, se planificará la intervención antes o después, y se utilizará determinada técnica en concreto.

La tercera pregunta que se hace quien se tiene que operar es inevitable: «¿Puedo morirme?». La respuesta es afirmativa: «Sí, puedes morirte». Pero es una respuesta con importantes matices. En primer lugar, cualquier procedimiento que se realice en el ámbito hospitalario, por fácil que este sea (o parezca), es susceptible de producir lo que se denomina un «efecto adverso». De hecho, se calcula que hasta un 10 % de los pacientes que ingresan pueden sufrir alguna complicación, de las cuales casi la mitad son prevenibles. Son datos abrumadores, sobre los que los sistemas sanitarios mundiales trabajan para que el número de complicaciones evitables se reduzcan. En el caso de las cirugías, todas tienen riesgo. Cualquiera que se realice, por más sencilla o fácil que parezca, puede complicarse y acabar produciendo el fallecimiento del enfermo. Si algún día encuentran un especialista que les dice: «Te voy a operar, vas a quedar bien seguro porque no vas a tener ninguna complicación», levántense de la silla y salgan corriendo de la consulta, porque eso no es cierto y se trata de un cirujano que miente con descaro, o no está en sus cabales. En primer lugar, el riesgo de una intervención puede ser alto o bajo (algunos procedimientos son «a vida o muerte» y otros son sencillos), pero nunca es cero. En segundo lugar, el riesgo ha de ajustarse a la situación clínica y física del paciente, porque no es lo mismo operar a un anciano que a una persona joven. No se puede banalizar el peligro que conlleva cualquier proceso quirúrgico.

Una vez planteadas estas tres preguntas, el paciente acaba por asumir la intervención. Cuando las circunstancias obligan, el humano saca su capacidad de acomodación que, en realidad, no usa por vagancia, o porque simplemente ni sabe que la tiene. La historia está repleta de guerras, plagas y desastres naturales que produjeron muerte y devastación, frente a las que el ser humano no tuvo más opción que asumirlas y adaptarse (no hay mejor ejemplo que la pandemia por la COVID-19 que sufrimos hace unos pocos años). La Real Academia Española (RAE) define resiliencia como la «capacidad de adaptación de un ser vivo frente a un agente perturbador o un estado o situaciones adversas». Es precisamente lo que sucede cuando te dicen que tienes que operarte: asumes y te adaptas porque no te queda otra opción. Hay quien tarda unos minutos, hay quien tarda días, pero todos acaban aceptando la situación y el riesgo a pesar del miedo. Heráclito decía que «nadie se baña en el mismo río dos veces, porque no es el mismo río y no es la misma persona», y es precisamente por ese motivo por el cual el cirujano nunca se encuentra dos veces al mismo paciente. Este último confronta la intervención con incertidumbre, aunque ya haya sido intervenido previamente, o haya vivido la cirugía de un familiar cercano. El mundo gira a pesar de nuestros deseos. Saber adaptarnos a ese flujo constante es clave para mantener la salud y el bienestar, y para afrontar el proceso quirúrgico.

La cuarta pregunta surge después de asumir la intervención, y su formulación es, para el cirujano, un signo de que las cosas van a ir bien. «Doctor, hasta el momento de la intervención, ¿hay algo que pueda hacer?» Los cirujanos sabemos la importancia que tiene que el paciente acuda a su intervención lo más preparado posible. Cualquier cirugía, por sencilla que se presuponga, es una agresión contra el organismo, que reaccionará a través de los sistemas inmunológico, neurológico y endocrino. Estos alertarán a todos los órganos y sistemas de que algo extraño está sucediendo (como saltarían las alarmas de un banco si unos ladrones intentan acceder a él), y pondrán en marcha los diferentes mecanismos de defensa (los coches de policía yendo a la sucursal). El cuerpo no está diseñado, en realidad, para ser intervenido (qué sencillo hubiera sido si naciésemos con una cremallera, o con un sistema de cierre parecido a los capós de los coches), y responde a la agresión con una respuesta firme: el corazón se acelera, la tensión sube, aumenta el gasto de energía, se alteran las hormonas, etc. Esta respuesta produce una descompensación inesperada y es el motivo por el que el paciente precisa de un tiempo de recuperación después de la cirugía, que será directamente proporcional al tipo de operación realizada (cuanto más larga y compleja, más agresión, más necesidad de recursos hospitalarios y más tiempo de recuperación).

Cuanto más preparado esté el cuerpo para la afrenta quirúrgica, mejor y más breve será la recuperación. Desde hace años, los cirujanos de diferentes especialidades trabajan en la creación de protocolos enfocados a la preparación de los pacientes antes de intervenirse. Estos programas, llamados de acondicionamiento (y que también se aplican en el postoperatorio), han demostrado su eficacia mejorando los resultados quirúrgicos, y han producido cambios en la filosofía del tratamiento de los pacientes que se operan. El paradigma de la cirugía ha cambiado, puesto que antiguamente el cirujano se preocupaba solo de la parte técnica y ahora tiene en cuenta otros factores que influyen en el resultado, y que suceden antes y después de la intervención. Hoy en día funcionan en la mayoría de los centros quirúrgicos y permiten la creación de medidas sistematizadas que reducen el estrés inherente a la intervención y que se refleja en mejores resultados.

Así pues, ¿qué puede hacer el paciente para ir bien preparado para su intervención? En primer lugar, debe dejar de fumar, si es que aún no lo ha hecho. Según la Organización Mundial de la Salud, el tabaco es la primera causa evitable de enfermedad y también la primera causa de muerte prematura en el mundo. Produce infarto coronario, ictus, cáncer de laringe, de pulmón, de boca, de vejiga y de riñón, y se asocia a enfermedades crónicas como arteriosclerosis, enfisema pulmonar, bronquitis crónica, hipertensión arterial, úlcera gastrointestinal e impotencia sexual en el varón. Según la Sociedad Española de Epidemiología, en 2020 fumaban dos de cada diez personas en nuestro país (un 26 % de los hombres y un 19 % de las mujeres). Aun con la información que está a disposición del ciudadano, las recomendaciones médicas y la prohibición de fumar en lugares públicos, todavía mueren 63 000 personas al año por consumo de tabaco.

Una de las medidas adoptadas por algunos países ha sido la subida exponencial del precio de cada cajetilla, con resultados poco eficaces. En nuestro país, según el Registro de la Comunidad Europea, la recaudación por los impuestos derivados del tabaco (un 1,5 % del total) es ridícula en comparación con las cifras del gasto sanitario y social (casi diez mil millones de euros más de lo recaudado), que se generan por enfermedades, mortalidad y años perdidos de vida (conocidos como los años que hubiera vivido el fallecido si cumpliese con la esperanza de vida), por lo que el encarecimiento no resulta eficiente en ningún modo. Algunos países han valorado la prohibición absoluta de su venta, pero no lo han llevado a cabo por la preocupación de que se instaurase un comercio ilegal, como sucede con otras sustancias prohibidas. Así pues, el tabaco continúa siendo uno de los problemas de salud más importantes de nuestros días, y la única solución consiste en la concienciación ciudadana de la necesidad de dejar el consumo cuanto antes, así como las campañas de prevención dirigidas a los más jóvenes sobre la importancia de no iniciarse en el hábito.

¿Por qué es importante dejar de fumar antes de la intervención? En primer lugar, porque interfiere en la cicatrización de la herida, lo que, a su vez, supone un riesgo para que esta se infecte durante el postoperatorio. Una herida que está cicatrizando precisa de oxígeno, y la sangre de los fumadores no es precisamente rica en O_2. Además, fumar debilita el sistema inmunitario y disminuye la capacidad para combatir bacterias y virus, por lo que el fumador es más propenso a infecciones, no solo de la herida, sino de otros órganos, como el pulmón. En relación con este último órgano, la capacidad pulmonar está muy reducida en el fumador, y en el postoperatorio puede aparecer una dificultad respiratoria importante e inesperada, por lo que fumar no ayuda en absoluto. Por otro lado, el tabaco se asocia a una mayor probabilidad de arritmias y a descompensaciones cardiacas en el postoperatorio.

A pesar de todas estas evidencias, todavía hay un porcentaje alto de pacientes que llegan a la consulta preoperatoria y justo antes de entrar han apagado un cigarro. En mi ámbito, esta circunstancia resulta más sorprendente aún, puesto que si acuden a nuestra consulta es porque han sido diagnosticados de una enfermedad cardiovascular y se presupone que, en algún momento, alguien les ha dicho que fumar es perjudicial para curar su enfermedad, y que, probablemente, esta se deba al tabaco. Algunos cesan en el hábito, pero otros piensan que «qué más da ya uno más que uno menos». Se equivocan. Según la OMS, las personas que dejan de fumar, por lo menos, cuatro semanas antes de una intervención quirúrgica tienen menos riesgo de complicaciones y presentan mejores resultados al cabo de seis meses de la cirugía. Además, tienen menos probabilidades de experimentar complicaciones anestésicas en comparación con los fumadores habituales. Estas evidencias son tan sólidas que algunos especialistas abogan por posponer operaciones menos complejas para dar la oportunidad al paciente de que deje de fumar antes de intervenirse.

Frente al problema del tabaco, en la consulta, hay dos tipos de médicos: los que recomiendan de manera mecánica que dejen el hábito, pero enseguida pasan a otro tema mientras piensan «yo ya te lo he advertido, haz tú lo que quieras que es tu cuerpo», y los que pierden un poco más de tiempo y enumeran todas las enfermedades que se han asociado con el tabaquismo, con el objetivo de que lo dejen justo en ese momento. Me incluyo en este último grupo.

Los médicos entendemos de tabaco porque siempre hemos sido unos grandes consumidores. A finales del siglo XX, casi el 40 % de los profesionales sanitarios eran fumadores en activo. Aún se permitía fumar en las salas de espera de los hospitales, en las consultas, en los despachos, y las restricciones actuales parecían muy lejanas. Fue en ese tiempo cuando inicié mi formación como cirujano. Recuerdo que era normal que fumásemos en las salas de descanso dentro del quirófano. En cirugías prolongadas, el cirujano fumador, agobiado por el síndrome de abstinencia, colocaba compresas en el campo quirúrgico y salía a echar unos cigarros. «Vamos a esperar a que la coagulación haga efecto», se exculpaba. Luego, volvía más calmado y retomaba la actividad. Era frecuente que cualquier médico explicase a un paciente que debía dejar de fumar en una consulta llena de humo y con el cenicero repleto de colillas. La mayoría de los pacientes no decía nada, por prudencia, o por sometimiento ante el poder que otorga una bata blanca, pero alguno sí que protestó, en balde, eso sí. No por ser más fuerte e inconveniente su queja estaba alejada de la razón.

El tabaco es un pobre aliado del personal sanitario. Como residente fumé como un descosido. Cuando estaba de guardia en la UCI necesitaba tener un paquete para sobrevivir veinticuatro horas y, si llegaba la noche y ya no tenía, acababa pidiendo a alguien que saliese a comprar, o le pedía que me regalase su cajetilla. La simple idea de pasar una noche sin cigarrillos me aterraba. De madrugada, si algún paciente se desestabilizaba, necesitaba ir al cuarto a fumar y pensar en la mejor estrategia para remontarlo. Si estaba operando, a la cuarta hora sentía necesidad de salir y fumar, y mi nerviosismo aumentaba. No lo hacía, pero notaba cómo el rendimiento se veía perjudicado. Luego, acabada la intervención, me fumaba tres seguidos y un cuarto con más calma.

Si bien el número de médicos fumadores se ha reducido gracias a las restricciones y las evidencias sanitarias, la prevalencia del tabaquismo en la sociedad sigue siendo excesiva. Uno de los estudios científicos más importantes relacionados con la mortalidad producida por el tabaco se realizó en 35 000 médicos del Reino Unido fumadores que fueron seguidos durante cincuenta años para ver los efectos del tabaco. ¿Por qué entre médicos? Porque ellos explicaban mejor cómo eran sus hábitos tabáquicos, todos los participantes estaban registrados, y las enfermedades que iban padeciendo se certificaban con gran precisión (los médicos tienen siempre un buen acceso a la atención medica). Los resultados del estudio fueron muy reveladores: los médicos que fumaban murieron en promedio unos diez años más jóvenes que los que nunca fumaron y los que habían abandonado el hábito acababan ganando entre tres y diez años de esperanza de vida (dependiendo de la edad a la que se dejaba). Pero lo más revelador fue que las probabilidades de morir en la mediana edad entre los fumadores era entre el doble y el triple que los no fumadores. Gracias a este y otros estudios similares, sabemos que dejar de fumar reduce el riesgo de mortalidad, aumenta los años de vida y solo produce mejoría en el organismo.

Un día vino a consulta por la mañana un paciente a quien tenía que operar porque padecía una enfermedad coronaria. Lo acompañaba su esposa. Olía mucho a tabaco y, dadas las horas, su fuerte enganche era más que evidente (quien a primera hora ya se ha fumado tres o cuatro cigarros tiene una adicción importante). Comencé la retahíla de la importancia de dejar el tabaco. En general, quien escucha el discurso antitabáquico lo acepta (no es nada que no sepa y no se haya planteado) y te promete antes de abandonar la consulta que lo va a dejar, o que lo va a intentar. Pero esa mañana el paciente reaccionó mal. Por los gestos de asentimiento de su mujer mientras yo hablaba, era evidente que ya habían tenido esta conversación en casa más veces, así que entendí que mi discurso en contra del consumo de cigarrillos le dolió más aún de lo esperado. «Tampoco es necesario que me lo diga de esas formas», me espetó muy enfadado. Su tono beligerante me pilló por sorpresa. Repasé mentalmente la conversación por si mi discurso había sido demasiado duro, pero no llegué a tal conclusión. Aun así le respondí: «Mire, yo estoy aquí para decirle lo que creo que debe hacer, no para reñirle». Poco a poco su enfado fue en aumento y, en determinado momento, ya acalorado, mandó callar a su mujer de malas formas, puesto que había empezado a ponerse claramente de mi lado.

Ante la galerna que se avecinaba, consideré que era el momento de replegar velas, disculparme si en algo le había molestado, y de pasar al modo de seguridad, que tan bien conocemos los médicos que llevamos años pasando consulta. «No he debido expresarme correctamente, así que empecemos de nuevo», reculé, en un ambiente ya demasiado cargado.

Semanas después, operé al paciente, y la cirugía transcurrió sin incidencias. Durante el postoperatorio nuestra relación se suavizó, y el proceso terminó de forma agradable. «Me he llevado un susto de muerte», confesó el día del alta. Yo ya lo sabía, puesto que es habitual que las personas con miedo reaccionen de forma brusca, y no le di más importancia. «No voy a tocar un cigarro en mi vida, eso se lo aseguro. El tabaco se acabó.» Le creí. La mayor parte de las personas dejan de fumar cuando las operas. No hay nada como un buen susto para darte cuenta de las obviedades.

Hay más factores que influyen en el resultado de una intervención y sobre los que podemos actuar para mejorar el resultado. Por ejemplo, sabemos de los grandes beneficios que se obtienen con el cese de la ingesta de bebidas alcohólicas antes de la intervención. El alcohol tiene una desventaja en relación con las otras sustancias psicoactivas y tóxicas, y es su total aceptación en la sociedad. No hay reunión familiar, profesional o social que no esté ligada a la ingesta de alcohol. Brindamos cuando celebramos, cuando nos deprimimos, y en determinadas culturas, cuando nos morimos. Preguntar al paciente por sus hábitos de ingesta de alcohol es un tema peliagudo, y produce vergüenza a ambas partes. Si le pregunto: «¿Fuma?», el enfermo considera la pregunta normal y responde sin ambages. En cambio, si le digo: «¿Bebe?», parece que le estoy llamando alcohólico, puesto que en nuestra sociedad la mayoría de las personas bebe alcohol a diario. De la misma manera, si preguntas: «¿Cuántos cigarrillos fuma?», no se sentirá incómodo, pero si la pregunta es: «¿Cuántas cervezas o copas de vino se toma al día?», te mira escéptico y piensa que le estás tratando como si fuera alguien alcoholizado (y dependiendo de la respuesta puede que lo sea y lo desconoce).

El alcohol es un tema del que los médicos sabemos también bastante. Hace unos cuantos años se publicó un estudio en el que se reveló que hasta un 15 % de los cirujanos abusaban del consumo de bebidas alcohólicas o eran propiamente adictos, una proporción que resultaba más alta que la del resto de la población. El estudio se realizó mediante encuesta a más de veinticinco mil cirujanos estadounidenses, algunos de los cuales argüían el estrés de su trabajo y la necesidad de beber para soportarlo como excusa principal. Hay una divertida anécdota entre los médicos que define el alcoholismo como «aquella situación que se produce cuando el consumo de alcohol por parte del paciente supera al de su médico». Aunque sea en tono de humor, sobran más aclaraciones.

Una alimentación equilibrada también es una medida que se debe adoptar antes de una intervención. El sur de Europa es un ámbito ideal para ello, gracias a la dieta mediterránea y sus contrastados beneficios para el mantenimiento de la salud. En el caso de que tengamos prevista una intervención quirúrgica, el cese de una dieta inadecuada es muy importante. Es posible que los resultados no sean visibles en tan corto período de tiempo, pero ayudarán en el postoperatorio y después del alta hospitalaria. Las personas obesas deben adelgazar de cara a la cirugía. Cada kilo que puedan perder es un paso adelante muy importante en el camino de la recuperación sin complicaciones. En el caso de obesidades extremas (por ejemplo, la obesidad mórbida) debería replantearse la intervención así como las ventajas e inconvenientes de la misma, y si esta puede esperar o no. En muchos casos puede estar incluso contraindicada por el enorme riesgo que conlleva. Hipócrates dijo que «los pacientes muy gordos son candidatos a fallecer antes que los que son delgados». Más de dos mil años después continúa siendo cierto.

Por otro lado, antes de una intervención debe existir un estado nutricional mínimo adecuado. Pacientes que presenten un grado de desnutrición importante no pueden ser intervenidos por grave riesgo de complicaciones en el postoperatorio. Además, quien ha perdido una cantidad significativa de quilos en los tres últimos meses sin una causa aparente debe ser bien estudiado porque hay enfermedades que pueden justificar tal situación, como un proceso maligno no diagnosticado. En esos casos, no se debe intervenir, a no ser que se trate de una situación que comprometa la vida. Como también dijo Hipócrates al respecto: «En toda enfermedad es buen signo que el paciente esté dispuesto a tomar todos los alimentos que se le ofrezcan, pero lo contrario es malo».

CAPÍTULO 2

CONOZCO A MI PACIENTE

«Hay que preparar la operación para el paciente, no al paciente para la operación.»

JOHN MILLER TURPIN FINNEY, 1863-1942

Llevo veinticinco años en esta profesión. He visto a miles de pacientes antes de operarse y entiendo su angustia y su miedo a morir. Puede parecer que los cirujanos seamos inmunes porque nos enfundamos en una bata que nos protege de los sentimientos del enfermo, pero, en realidad, no es así. Aunque percibimos la inquietud, es nuestra obligación como profesionales mantenernos firmes. Hemos de explicar cómo va a ser el proceso quirúrgico de manera clara y verídica (pero también con la cercanía que requiere la situación).

El primer contacto entre el cirujano cardiaco y el paciente suele celebrarse en una consulta preoperatoria. Con mayor frecuencia es el cardiólogo quien lo envía, aunque puede ser derivado por otros especialistas. A veces la primera entrevista se produce en la propia cama del hospital porque el paciente ya está ingresado (se le ha descubierto el problema durante el ingreso y la cirugía no puede esperar). Se puede dar el caso extremo (pero no infrecuente) de que operemos de urgencia a alguien que entra en el quirófano inconsciente. Son situaciones críticas en las que operamos a vida o muerte sin que hayamos hablado en ningún momento con el enfermo. En estos casos la información sobre el procedimiento y el riesgo se transmite a los familiares (en el caso de que les dé tiempo a acudir al hospital antes de que comencemos, que a veces no es posible).

Lo más habitual (y lo más deseable) es que la primera toma de contacto se produzca con normalidad, en la consulta. En general, cualquier proceso quirúrgico que cumple los pasos de forma rutinaria tiene más probabilidades de que vaya bien, como en tantos otros procedimientos que tienen lugar en nuestra vida cotidiana y que no están relacionados con la salud.

La primera impresión es muy importante para el cirujano experimentado, porque un simple vistazo da mucha información sobre el paciente: ¿camina con soltura o precisa apoyarse en algún bastón? Es interesante observar cómo viene hacia ti, si lo hace con determinación, con el mentón elevado y con actitud firme, o aparece con un andar dubitativo y cabizbajo. El primer apretón de manos te indica si tiene robustez y firmeza, o si nos ofrece una mano blanda y desinteresada. Esta primera impresión es importante sobre todo con los ancianos, porque nos permite comprender si estamos frente a una persona vigorosa, orientada y apta para aguantar una cirugía o, por el contrario, si nos enfrentamos a una intervención en alguien frágil, pusilánime, a quien vamos a provocar más daño que beneficio.

Debemos formarnos un perfil desde el inicio porque nos facilitará la decisión de si le vamos a intervenir o no. La primera regla que un cirujano debe cumplir es *primum non nocere* (lo primero es no hacer daño). Un anciano que acude en silla de ruedas es difícil que vaya a aguantar una cirugía puesto que se le presupone mucha fragilidad. La mayoría de nosotros tenemos una máxima que dice que no se debe operar a nadie que no entre caminando por su propio pie en el quirófano (naturalmente, es un eufemismo, puesto que todos entran tumbados en una camilla). Si bien podemos decir que se puede operar a cualquiera que esté anestesiado, el cirujano debe saber cómo y cuándo operar, pero, sobre todo, cuándo no debe hacerlo, como veremos más adelante, en el capítulo correspondiente. Otro detalle que hay que tener muy en cuenta es si viene acompañado o no, ya sea por un familiar cercano o por un vecino que se preocupa por él. Es un detalle positivo y suma puntos a favor de la intervención porque, después del alta, es probable que tenga apoyo durante las primeras semanas.

Si aparece una persona muy obesa, o extremadamente delgada, la cosa no pinta bien, porque sabemos que nos enfrentamos a una intervención de riesgo. Decía Honoré de Balzac que «el alcoholismo hace de los hombres delgados más delgados y a los obesos más obesos». Me parece un aforismo muy acertado porque se ajusta fielmente a la realidad de nuestras consultas. En mi experiencia, las dos causas más frecuentes de extrema delgadez en consulta es un proceso cancerígeno que aún no se ha diagnosticado o la existencia de hábitos alcohólicos desmedidos. De la misma manera, un paciente obeso en nuestro ámbito está muy asociado a una excesiva ingesta de bebidas alcohólicas. En ambos casos aumenta el riesgo quirúrgico y la intervención puede incluso estar contraindicada.

Estrecho la mano del paciente y de su acompañante y luego les pido que tomen asiento. Siempre agradecen esta cortesía que tanto se está perdiendo en el mundo despersonalizado en el que vivimos. También la actitud del enfermo ha cambiado en consonancia con la evolución de la sociedad en sí misma. Antes llegaba entregado a la consulta, se sentaba y su actitud vital era «doctor, me pongo en sus manos», o «usted es el profesional y yo confío en los médicos». Ante tal disposición, el cirujano de entonces tampoco se complicaba más la vida. Le explicaba lo mínimo posible sobre su enfermedad (*¿para qué si no se va a enterar de nada?*), poco, o casi nada, sobre la técnica quirúrgica (*¿qué necesidad, si son cosas que no le atañen?*), y nada sobre cómo sería el postoperatorio y, por supuesto, sobre las posibles complicaciones (*¿qué sentido tiene preocuparle?*). Era una época en la que se estilaba una medicina paternalista; el cirujano tomaba las riendas de la parte técnica, sin tener en consideración cómo el enfermo vivía su experiencia durante todo el proceso quirúrgico. Incluso se aceptaban como normales actitudes por parte del médico que hoy en día nos parecerían inadmisibles. Hay muchos ejemplos, pero el que más me gusta es el que me contó una vez un prestigioso cirujano en un congreso. Estábamos en el habitual corrillo de pasillo y hablábamos de cómo había cambiado el trato con el enfermo en los últimos años. Con mucha gracia, nos recordó cómo él pasaba visita en planta a los recién operados con el cigarro encendido en la boca, cómo los auscultaba sin quitárselo en ningún momento de los labios, y cómo era frecuente que la ceniza cayese en el pecho recién operado del enfermo que estaba tumbado en la cama. Él pedía disculpas por su torpeza, pero el paciente, preocupado porque la propia situación molestase al cirujano, se apresuraba a quitársela con un manotazo mientras decía: «No se preocupe, doctor, que no pasa nada». Eran unos tiempos en los que el médico era el todopoderoso y el enfermo alguien sin derecho a preguntar u opinar sobre su enfermedad, y que, a veces, hasta era tratado más como un objeto que como una persona (en este caso, como si fuera un cenicero humano).

Las cosas han cambiado. El paciente ahora tiene voz y voto en su problema de salud. Ha investigado sobre su enfermedad en internet o en las nuevas plataformas de inteligencia artificial, y tiene nociones sobre el tipo de técnica más adecuada para corregir su problema. Son los nuevos tiempos a los que los cirujanos aún no estamos acostumbrándonos. Confieso que, al principio, resultaba incómodo que aquel a quien ibas a operar discutiese contigo las diferentes técnicas quirúrgicas para abordar su problema (*¿pero este qué se ha creído?; ¿acaso ha estudiado medicina?, ¡pues deje hablar al profesional y no se meta donde no le llaman!*). Pero ahora ya no resulta tan sorprendente, ni tiene por qué resultar ofensivo, o parecer una injerencia profesional. A algunos colegas míos les cuesta todavía.

Hoy en día quien tiene un problema de salud o una duda, lo consulta en internet, y no espera a que el médico se lo esclarezca. Todo es más repentino e inmediato en la era digital. Según encuestas publicadas, más del 75 % de la población ha entrado alguna vez en internet para realizar un autodiagnóstico. Nosotros los médicos llamamos a este procedimiento «la consulta del Dr. Google». Si bien es cierto que la información puede estar sesgada ya que no toda la que circula en las redes es verídica ni fiable (ya sea en cuestiones médicas o en cualquier otro tema), hay un porcentaje alto de personas que aciertan a encontrar información útil y veraz. Luego acuden a la consulta bien informados o, al menos, con ideas que están lejos de ser disparatadas. Por mucho que pueda fastidiarnos, siempre será mejor tratar a alguien preocupado por su enfermedad que a alguien que se deja llevar como un cordero yendo al matadero.

Quien tiene que operarse suele recibir información de algún familiar, vecino o amigo intervenido previamente por la misma patología. Puede que haya encontrado grupos y asociaciones virtuales de pacientes con la misma enfermedad. Estas primeras tomas de contacto pueden ser tan beneficiosas como perjudiciales. Por un lado se basan en la experiencia única de una persona a la que le ha ido bien la intervención y tiene una opinión favorable, pero puede tratarse de un vecino al que la cirugía se le complicó y expresa un rechazo firme a la experiencia. Frases como «a mi madre la operaron de lo mismo y está como una rosa, así que no te preocupes que te va a ir bien», ni ayudan, ni son ciertas, puesto que todos somos diferentes y cada uno tiene su riesgo. El resultado puede variar aunque la técnica quirúrgica sea la misma.

Tras el apretón de manos, conviene cerciorarse de que el paciente que tienes delante coincide con el de la historia clínica que tienes abierta. Ya me ha sucedido alguna vez que se ha colado alguien antes de tiempo y le he explicado que le iba a operar de algo que él no necesitaba. Quedas mal y das un aspecto de inseguridad que no es, para nada, recomendable en la primera entrevista. Es mejor cerciorarse. Luego conviene preguntarle si sabe de qué tiene que operarse. Por increíble que parezca, tres de cada diez no lo saben, o no son capaces de explicarlo. Aún debemos mejorar en la transmisión de la información utilizando palabras llanas y accesibles. Es difícil puesto que el tiempo de consulta destinado a cada paciente es limitado. Además, con la digitalización de las historias clínicas (un avance crucial de la medicina, ya que antiguamente eran carpetas repletas de informes en papel que acababan perdiéndose), el médico pasa consulta mientras teclea en el ordenador, apremiado por el tiempo, y dando la sensación de que le importa un bledo lo que le está contando el enfermo. No es así en absoluto, es la consecuencia de nuestra voluntad de agilizar el trabajo.

A veces el paciente (o su acompañante, si a este le da apuro) te pregunta por cuestiones personales. Por ejemplo, suelen decirme: «Ya hemos visto en internet que escribe libros». La pregunta también puede ser una referencia a mi lugar de nacimiento, o a mi pasado profesional. No me importa en absoluto ni me parece ofensivo: hoy en día el anonimato del profesional sanitario es imposible puesto que son muchas las publicaciones científicas que están disponibles para el público en general, así como las intervenciones en los medios de comunicación. Yo lo interpreto como una manera de demostrar el interés que tienen en que todo salga bien: (*¡Atención, doctor! Hemos buscado sobre ti. ¡No te creas que no nos importa quién es el que nos va a operar!*). También es una sutil manera de buscar un resquicio que rompa la barrera de cristal que se interpone entre el médico y el paciente; una forma de crear rápidamente un vínculo emocional entre ambas partes. Puede ser que hayamos nacido en la misma región, o que compartamos amistades, por ejemplo. Resulta entendible puesto que todo el mundo investiga en internet quién es quién hoy en día. Desean conocer lo más posible sobre quien les va a abrir el cuerpo. Son los tiempos que corren.

«¿A qué se dedica?» (O dedicaba, en el caso de que esté jubilado) es una pregunta importante. Da idea del nivel de actividad profesional de quien está sentado enfrente, y también ayuda a rebajar la tensión de los primeros momentos. «¿Sabe de qué tiene que operarse?», me orienta sobre el grado de conocimiento de su propio problema, sobre todo en personas mayores. A veces recibo respuestas hilarantes como «eso lo sabrá usted, que es el médico», o «yo estoy aquí para operarme, pero solo si no queda más remedio». En ocasiones ha aparecido alguno arrastrando una maleta porque estaba convencido de que le íbamos a operar justo ese día en la consulta. Es importante captar el nivel de percepción que tiene tu interlocutor para que el mensaje llegue claro y sin interferencias. También lo es preguntar sobre sus hábitos de vida, sus vicios confesables; si pasea o si tiene una vida ordenada. Alguien que no sale de casa y que solo va de la cama al sofá, debemos pensar dos veces si realmente se beneficia de la intervención. La cirugía es una agresión (controlada, pero no deja de ser un ataque al organismo) y el cuerpo no está diseñado para ser intervenido. Por ese motivo, en el postoperatorio necesitará de nuestros cuidados, pero también nosotros de su participación para mejorar lo antes posible. Una estancia prolongada no está exenta de potenciales complicaciones, así que, cuanto antes se recupere y se vaya a casa, mejor para todos. Si quien se opera tiene una actitud indolente o melancólica, no sale a la calle porque no quiere, y su único objetivo diario es arrastrar los pies hacia el televisor, ¿para qué operarle? A no ser que sufra un cáncer o una enfermedad que comprometa seriamente las funciones vitales, ¿qué sentido tiene correr el riesgo de la intervención para no mejorar? Si a una persona anciana le preguntas: «¿Le gusta salir a la calle a pasear con sus amigos?», y la respuesta es afirmativa, tienes un buen candidato. De lo contrario, no tiene sentido plantearse la cirugía.

Cuando pregunto sobre los hábitos de vida, si el paciente va acompañado por su cónyuge, suele producirse lo que yo llamo momento «La extraña pareja». Es una película protagonizada por Jack Lemmon y Walter Matthau que describe la curiosa relación de dos compañeros de apartamento que son totalmente opuestos. Sus discusiones por temas cotidianos son constantes: por ejemplo, Lemmon es ordenado y limpio y Matthau todo lo contrario, y el primero no pierde ocasión de reprochárselo. Aun así no pueden estar el uno sin el otro porque subyace un sentimiento de cariño y de protección mutuo. Lo mismo sucede a veces en la consulta. Si el paciente fuma y le digo que debe dejarlo para limpiar los pulmones de cara a la intervención, en ese momento su pareja aprovecha, como haría Jack Lemmon, y soltará: «Si es que no hace caso, doctor, ya le he dicho mil veces que tiene que dejarlo, pero no me hace caso». Si comento que está con sobrepeso y que considero importante que pierda algunos kilos antes de la cirugía, volverá a la carga: «No para de picar entre horas, solo come porquerías, no le gustan las verduras, se levanta por la noche para asaltar la nevera». Si le pregunto si sale a la calle, será puesto en mi conocimiento que «nunca quiere pasear y todo le da pereza. ¡Es un desastre!». En realidad, las tomo como amonestaciones triviales que solo me confirman que subyace el cariño y la preocupación. Y lejos de ser negativo, para un cirujano es una señal de que el paciente no está solo, y que el postoperatorio le irá bien, porque sentirse querido también cura. La extraña pareja es, en realidad, no tan extraña en la sociedad en la que vivimos.

Llega el momento de explicar la intervención a la que ha de ser sometido. Algunas cuestiones técnicas son, en general, bien recibidas, aunque los más aprensivos te piden que te las saltes. Tampoco se trata de abrumar con tecnicismos para parecer un erudito en la materia. El lenguaje debe adaptarse a las circunstancias. Suele ser la parte que menos le importa al paciente, y es una circunstancia que suele causar sorpresa en el cirujano menos experimentado.

Es después de la parte técnica cuando hago una pausa y espero la pregunta que todos quieren formular pero que el miedo se lo impide: «Doctor, ¿cuál es el porcentaje de probabilidades que tengo de morirme en la intervención?».

Hasta no hace muchos años (treinta y cinco, más o menos), en cirugía se calculaba la mortalidad en crudo, sin ningún tipo de procesamiento o análisis. Se recogía el número total de pacientes operados en un hospital y el número de fallecidos después de la intervención y de ahí se extraía el porcentaje de mortalidad. También se calculaba así la mortalidad de aquellos enfermos que habían sido sometidos a una cirugía en concreto. Por ejemplo, si en un año, en el servicio de cirugía cardiaca X se había operado a cien pacientes a los que se había implantado una prótesis aórtica y cuatro de ellos habían fallecido en el postoperatorio, la mortalidad se consideraba un 4 %. ¿Era correcto ese resultado? Teóricamente sí. Pero en ningún momento se había tenido en cuenta cómo eran los pacientes que se operaban en el servicio X: su situación clínica, su edad, las enfermedades asociadas o la fragilidad. Se podía dar el caso de que, comparando el servicio X con el servicio Y, en X hubiera un porcentaje más alto de mortalidad que en Y, pero que el resultado se debiese a que, en este último, los enfermos eran más robustos y con menos comorbilidades. ¿Es correcto afirmar que el servicio Y es mejor porque tiene un porcentaje de mortalidad menor? Hemos de valorar la posibilidad de que en el servicio Y se hayan podido operar casos menos graves que en el X (en el que los pacientes eran más complejos).

Ante esta manifiesta dificultad para comparar los resultados de las intervenciones, el cirujano cardiaco estadounidense Víctor Parsonet publicó en 1989 el primer *Risk Score* (índice de riesgo) con el que se calculaba el riesgo de un paciente que se somete a una intervención cardiaca. Por primera vez sí se tenía en cuenta variables que podían influir en el resultado: enfermedades asociadas, cirugías previas, edad, el estado de contractilidad del corazón, entre otras más. A cada ítem le otorgaba una puntuación determinada (por ejemplo, si el paciente es diabético se le otorgan tres puntos, etc.) y la puntación final se transformaba en un porcentaje de probabilidad de fallecimiento debido a la intervención. A lo largo de los años los *scores* de riesgo han ido evolucionando y cada vez más se ajustan de forma más precisa al riesgo de mortalidad real de las cirugías. Pero no son perfectos ni se ajustan fielmente a la realidad, ni puede que lleguen a serlo, dado que las enfermedades no se comportan de la misma manera en dos sujetos distintos, cada organismo es un mundo, y hay, además, otros factores que influyen y son todavía desconocidos para el cirujano.

Así pues, la lógica y esperada pregunta que plantea nuestro paciente («¿qué porcentaje de posibilidades tengo de quedarme en la cirugía?») no es sencilla de responder, y requiere que el cirujano se tome su tiempo para hacerlo. Hemos de hablarle sobre los escores de riesgo y calcularle el suyo, pero deberemos explicarle también que puede que no se ajuste fielmente a la realidad, puesto que hay muchos más factores en juego. A veces el cálculo no es muy demandado por el paciente, y casi es hasta mejor, porque puede confundir más que esclarecer dudas. Por ejemplo, si me sale que tiene un 3 % de mortalidad, no deberíamos interpretarlo de forma taxativa como que se mueren tres de cada cien, *seguro*. El enfermo puede llegar a pensar: «¿Cuántos llevan operados? ¿Seré el número 98 y ya toca el primer muerto, o sea yo?».

Dejando al lado disquisiciones matemáticas (importantes para mantener una actividad quirúrgica de calidad, pero no muy prácticas en una consulta preoperatoria), lo que le debe de quedar bien claro al paciente es que el riesgo de la intervención no es cero, ni nunca lo será en ninguna intervención, por sencilla que esta parezca. En nuestra cirugía cardiaca los problemas operatorios que pueden suceder son amplios y devastadores: hemorragia, ictus, arritmias, parada cardiaca, fallo multiorgánico, muerte cerebral... Todas estas complicaciones pueden producirse durante la cirugía o en el postoperatorio inmediato. El paciente escucha esta terrible lista con aprensión. El Dr. F., quien solía hacer gala de su pragmatismo a la hora de hablar con los pacientes, siempre decía que «solo informas bien al paciente antes de la intervención cuando después de hacerlo se queda llorando». Si bien no es necesario llegar a tales extremos, no deja de tener su parte de verdad, puesto que la enumeración de las potenciales complicaciones de una cirugía puede tumbar al campeón mundial del optimismo.

Una manera de solventar esta cuestión es utilizar el símil de la balanza. Las antiguas balanzas tenían un travesaño con punto de apoyo en el centro y de cada punta colgaba un plato. En un lado se colocaba un peso padrón y en el otro el objeto que se deseaba pesar. Podemos usar esa balanza con el paciente. ¿Cómo? Le explicamos que si ponemos en un lado el riesgo de morirse en la intervención y, en el otro, el riesgo de morirse si no es operado, la balanza se desequilibrará hacia este último platillo de forma clara y contundente. Todos lo acaban por entender porque es un ejemplo más esclarecedor que si utilizamos los inexactos porcentajes. A veces la balanza no se desequilibra. Son cirugías complejas, pacientes frágiles, con muchas enfermedades y que han sido operados muchas veces. En estos casos la decisión de operar por parte del cirujano no es unitaria, sino que se suele tomar en conjunto con otros cirujanos o compañeros de otras especialidades. Y también con el propio paciente, que debe conocer que, en su caso, la balanza no se desequilibra puesto que el riesgo de la cirugía es alto. Es en estas situaciones donde cobra más importancia aún nuestra percepción (cómo entró el paciente en consulta, cómo se expresa, qué apoyo familiar tiene...). A veces no es una decisión fácil y debes apoyarte en tu experiencia.

«Doctor, usted ha hecho muchas de estas intervenciones, ¿verdad?» Esta es una de las preguntas más difíciles de responder (y de las que más incomodidad producen a un cirujano). Intento colocarme en el lado del enfermo y comprender la ansiedad del momento, pero: ¿qué sentido tiene preguntar eso? ¿Cuántas cirugías «de estas» son las que él cree que son necesarias para que se quede tranquilo? ¿Si le digo que mil, son suficientes? ¿Si le digo cien, son pocas y pierdo crédito? ¿Si le digo que no llevo la cuenta, quedo como un cirujano poco meticuloso con el registro de mis procedimientos? ¿Se lo preguntaría a un cirujano con un aspecto más experimentado o a un jefe de servicio? Todos hemos operado por primera vez nuestro primer caso, puesto que nadie nace aprendido. ¿Y si le digo que será la primera vez, pero que me asistirá una persona experta que supervisará mis movimientos y los reconducirá en caso de que yo dude? ¿Se quedará tranquilo? En nuestro país hay muchos servicios de cirugía cardiaca repartidos por toda la geografía en comparación con otros países con menos servicios. Esto hace que en países con pocos servicios se opere a más pacientes al año, y en los que hay muchos (nuestro caso) se intervengan menos casos en comparación. ¿Cuántas cirugías son necesarias para que el paciente esté satisfecho? Una respuesta podría ser «las suficientes para que no deba preocuparse», pero resulta ambigua y poco empática. He de confesar que tampoco conozco cuántas serían necesarias para que un cirujano tuviera la seguridad de que la cirugía va a ir bien. Las sociedades profesionales a las que los cirujanos estamos adscritos elaboran protocolos donde se recomiendan los números de intervenciones por servicio que se consideran mínimos para mantener los estándares de calidad, pero no se actualizan con la frecuencia que se debiera. Queda a responsabilidad de cada servicio el mantenimiento de tales registros, y al del propio profesional embarcarse en una cirugía para la que no está preparado.

«¿Se le han muerto muchos pacientes?» Pocos se aventuran a formular esta pregunta, y es difícil que no se te revuelva algo por dentro si la oyes. Se atribuye al cirujano René Leriche la siguiente frase: «Cada cirujano lleva dentro de sí un pequeño cementerio, donde de vez en cuando va a orar. Un lugar de amargura y pesar, en el que debe buscar una explicación para sus fracasos». Todos los cirujanos tenemos ese cementerio, al que acudimos de vez en cuando para recordar, aprender, y para mejorar nuestro desempeño diario. Es tan cierto como también que el número de personas que han mejorado su salud y/o su calidad de vida gracias a nuestras cirugías es mucho mayor en proporción abrumadora. En todos estos años solo una vez me preguntaron en la consulta y no recuerdo qué respondí para salir del atolladero.

Hace unos años se produjo un escándalo mayúsculo en un hospital del Reino Unido en el que se registraron una cantidad de fallecimientos en pacientes intervenidos muy superior al resto de los centros. A raíz de la publicación en la prensa de estos alarmantes resultados, el Servicio Nacional de Salud británico decidió publicar los resultados quirúrgicos de todos los cirujanos cardiacos del país. De un día para otro, no solo en la prensa sensacionalista, sino en la considerada como más seria, aparecía el nombre del cirujano y en una columna al lado su porcentaje de mortalidad. *A priori* parecería un ejercicio de transparencia adecuado por parte de una administración sensibilizada con el tema, y muy necesario en los tiempos de globalización que vivimos. Sin embargo, nadie debió de apercibirse de que, en realidad, se trataba de resultados en crudo, y que estos no se ajustaban de ninguna manera al modelo predictivo de riesgo. Dicho de otro modo: el cirujano X tenía una mortalidad del 2 %, peor que el cirujano Y cuyo cómputo era solo del 1 %. Sin embargo: ¿no podía ser que el cirujano X hubiese operado a más ancianos, mediante técnicas más complejas, o a enfermos con enfermedades más avanzadas? Aquella publicación en la que no se tenía en cuenta el riesgo individual de los pacientes intervenidos supuso un agravio comparativo y una falta de consideración profesional. La evaluación de los resultados de un cirujano debe apoyarse en los escores de riesgo para evitar parcialidad y juicios infundados.

La consulta preoperatoria está llegando a su fin. Hemos tocado todos los temas y, a estas alturas, el paciente y su acompañante tienen ya asumida la cirugía y sus potenciales riesgos. «¿Me va a operar usted, doctor»? Es normal que el paciente se aferre a quien ya conoce. A no ser que la entrevista haya ido mal (pocas veces sucede), el enfermo quiere que le opere quien le ha explicado el proceso. Recela de que venga otro que no conoce, haciendo honor al refrán, tan utilizado por nuestra sociedad, de «más vale malo conocido que bueno por conocer». Solo una vez en mi vida tuve problemas con un paciente con quien no hubo buena conexión. Quizá porque no supe comprender su ansiedad preoperatoria, o porque no estuve a la altura, el paciente, abogado de profesión, envió una carta a la dirección del hospital en unos términos muy dolorosos, donde pedía que se me expedientase por, según su opinión, haber hecho gala de poca profesionalidad, entre otras sorprendentes aseveraciones. Esta falta de *feeling* puede darse en todos los ámbitos de la vida, pero en nuestro caso tiene más repercusión porque se nos presupone una flexibilidad total ante las demandas del enfermo (aunque estas sean disparatadas, como había sido el caso de mi querido abogado). En estos casos, lo mejor es apartarse y que sea otro cirujano del servicio quien tome las riendas del procedimiento. Es lo profesional y no somos infalibles.

«Priorizamos el hecho de que ya conocemos al paciente. Así que es posible que, si no hay cambios de última hora, sí, seré yo su cirujano». El paciente debe comprender que los pacientes son del servicio y que puede haber cambios de última hora (si la noche antes de su intervención hemos tenido que operar de urgencia, no continuaremos la jornada, sino que se designará otro cirujano). En general, el enfermo puede escoger quién quiere que le opere, y ese deseo lo respeta cualquier cirujano del mundo. También nosotros podemos negarnos a intervenir a alguien, por determinadas razones, pero siempre y cuando haya otro que asuma el caso.

«¿Cuándo será la intervención?» Existe un miedo generalizado a intervenirse en verano (en especial durante el mes de agosto). Se cree que hay menos personal, que hace demasiado calor, y que el resultado será peor. También influyen las vacaciones, que nadie quiere perderse, por lo que se prefiere esperar a septiembre. Lo cierto es que, en agosto, hay menos personal sanitario, acorde al menor requerimiento poblacional, que disfruta de su merecido descanso estival. Respecto al calor, no hay un lugar más fresco y agradable en agosto que cualquier hospital con aire acondicionado y generadores de emergencia. También en Navidades se plantean las dudas, porque preocupa que pueda ir mal la cirugía y todo el mundo quiere pasar las fiestas con la familia, «por si son las últimas».

Llega el momento de la despedida. «Nos veremos el día que ingrese, no se preocupe», aseguro yo para el alivio del paciente. «Me pongo en sus manos», responden casi todos a modo de despedida. Y yo me quedo siempre pensando que unas buenas manos no sirven para nada si no hay un buen cerebro que las dirija.

Capítulo 3

LA NOCHE ANTES

> «Lo más importante antes de una operación es lo que pienso sobre ella la noche anterior.»
>
> Francis D. Moore, 1913-2001

En las intervenciones ambulatorias, el paciente llega, es operado, permanece unas horas en recuperación y luego se va, y todo transcurre en un período de tiempo que no es superior a doce horas. Si se trata de intervenciones importantes que requerirán una estancia prolongada durante el postoperatorio (y que tal vez incluyan el ingreso en la UCI), como son las cirugías cardiacas, es frecuente que el paciente ingrese el día antes. La tendencia está cambiando y cada vez son más los que ingresan la misma mañana en que les vamos a operar porque así conseguimos una gestión más eficiente de los recursos sanitarios. Pero, tradicionalmente, quien se opera del corazón llega a nuestro servicio el día antes. Tiene ventajas, puesto que nos da margen para realizar alguna prueba de última hora, y replantear o corregir imprevistos. Por ejemplo, si le hemos indicado por teléfono que suspenda el anticoagulante dos días antes pero se le ha olvidado hacerlo, como ha ingresado el día antes, tenemos tiempo de corregirlo y no suspender la intervención (porque lo contrario supone un riesgo alto de hemorragia).

Nada más llegar el paciente ha de ser correctamente identificado, y su filiación debe mantenerse de manera adecuada durante toda su estancia hospitalaria. Según datos de la OMS, el 12,3 % de los errores que afectan a pacientes hospitalizados (algunos de mucha gravedad), guardan relación directa con errores en la identificación de los enfermos, el paciente y su enfermedad. Por ese motivo, se ha establecido como objetivo internacional de seguridad del paciente que su identificación sea inequívoca, mediante el nombre, los apellidos, en número de la historia clínica y la fecha de nacimiento. Todo enfermo ingresado debe usar una pulsera de identificación en la que se reflejen sus datos, y debe llevarla en todo momento mientras dure su proceso hospitalario.

Cuando se recibe a un paciente en una unidad o servicio clínico, el profesional sanitario está obligado a comprobar los datos de la pulsera y a corroborarlos con el propio enfermo si este está en condiciones de hacerlo.

Quien va a operarse del corazón está nervioso cuando ingresa. Ha llegado el momento marcado en el calendario. La mayoría acude acompañado de sus familiares más cercanos, a no ser que las obligaciones profesionales de estos se lo impidan (el mundo sigue girando a pesar de la intervención). Llegan con una bolsa de viaje que contiene sus enseres de aseo y sus objetos personales, y con la esperanza de que todo va a salir bien. Un viaje no deseado, pero necesario. Todos los que trabajamos de cara al paciente conocemos muy bien estas sensaciones, porque las hemos visto miles de veces a lo largo de muchos años (puede variar el sexo, la raza, la edad, el idioma, pero la cara de ansiedad es la misma en todos), así que procuramos recibirle con la mejor de las actitudes. No porque sea una directriz corporativa, o porque sintamos lástima de él, sino porque entendemos que es lo que más necesita en esos momentos.

Hay pastillas que reducen los síntomas, pero también lo hace la empatía hacia aquellos que te entregan su bien más preciado: su salud.

La primera impresión de la habitación es importante. Si es individual suele ser de más agrado del paciente que si es compartida. Sería ideal que todas fueran individuales, pero no es posible en todos los hospitales: hay centros más antiguos, otros más modernos, algunos en remodelación, otros en construcción... Cuando ingresas para operarte no lo sabes, y tampoco si la planta de hospitalización es moderna o antigua. Tampoco podrás conocer de antemano si tu compañero de cama será amable, si roncará, si pondrá el televisor muy alto o si se desorientará por las noches. El ingreso es como la vida misma: nadie elige a sus vecinos ni a quien se sienta a tu lado en el avión antes de un viaje de once horas. El compañero de habitación puede ser un gran aliado o convertirse en tu enemigo número uno. No solo la suerte determinará si es uno u otro, sino la capacidad de cada uno para adaptarse a las circunstancias. En general son dos personas que buscan el mismo objetivo: curarse, por lo que es difícil que puedan llegar a tener rencillas. Lo más probable es que se llegue a un entendimiento. Grandes amistades han surgido en tales circunstancias.

Quien tiene que operarse debe ir con una actitud optimista desde el minuto uno. Ha de centrarse en el proceso global, y tener presente que, como en las guerras, lo que importa es vencer la enfermedad. El Dr. Al McGuire dijo una vez: «Siempre se presta demasiada atención al éxito. Las únicas veces que verdaderamente tiene importancia es en la cirugía y en la guerra». La ausencia de comodidades suele ser mejor recibida gracias a la simpatía y profesionalidad del personal sanitario. El hospital es «nuestra casa», aunque no lo sea, y somos conscientes de sus deficiencias y de sus potenciales mejoras, pero no es de nuestra competencia que se resuelvan. La sanidad es un bien de toda la sociedad y hay que cuidarlo en todos los aspectos: como profesionales y como usuarios. En general todo el mundo entiende esto, aunque aún hay personas a quienes les cuesta comprender la necesidad de concienciación social, y que esta empieza por uno mismo. Son aquellos que exigen, protestan y abusan de los recursos, o de nosotros, el personal sanitario, con argumentos como «de mis impuestos sale tu sueldo» o «yo te pago para que me atiendas». Afortunadamente son pocos, pero existen. Normalmente no encuentran por nuestra parte ninguna otra respuesta que no sea una actitud aún más profesional, si cabe.

En mi opinión (y porque así me lo enseñaron), el cirujano debe pasar a visitar al paciente que va a operar al día siguiente (siempre y cuando no tenga una obligación profesional ineludible). «Cuanto mayor y más compleja sea la intervención, más tiempo tienes que pasar con el paciente el día antes», dice siempre mi amigo el Dr. Frederic Larsan. Es importante para la tranquilidad del enfermo (y diría yo, sin ambages, que también para la del cirujano). Viene bien una segunda impresión y refrescar sensaciones. A veces te encuentras al paciente tumbado, con el pijama y te das cuenta de que, en realidad, tiene una fisonomía más preocupante que la que recordabas: es más escuálido, o más obeso de lo que aparentaba vestido cuando estaba sentado en la consulta. Puede resultar que te haga cambiar la estrategia quirúrgica y decidas ser menos agresivo al día siguiente, o que solicites alguna prueba en concreto porque, en esta segunda ocasión, algo no te cuadra.

Hace un tiempo visité a una mujer a la que operaría al día siguiente. Estaba tumbada en la cama, y le pedí permiso para explorar los pulsos femorales (es una maniobra que consiste en aplicar presión con la punta de los dedos en la zona inguinal). Cuando descubrió dicha zona, reparé en que me iba a ser imposible realizar la exploración: una hernia inguinal del tamaño de la cabeza de un recién nacido protruía (es decir, sobresalía de sus límites normales) de tal manera que resultaba imposible acceder a la ingle. Ante mi asombro, mi primera pregunta no fue la que hubiese sido más lógica («¿desde cuándo tiene esta hernia?»), sino la que provocó mi incipiente irritación ante tal hallazgo: «Pero... ¿cómo no me ha dicho nada de esto en la consulta?». Sus mejillas se ruborizaron y no acertaba a responder: «Pensé que no era importante y me daba un poco de vergüenza hablar de este tema». Minutos después localicé al cirujano general para una exploración exhaustiva. Más tarde descubrí que el bochorno de la pobre mujer sobre su hernia se remontaba muchos años atrás, y que la habían visto otros médicos y nunca había hablado sobre el tema. Al final fue intervenida de su hernia en ese ingreso y, tiempo después, ya recuperada, ella y yo ajustamos nuestras cuentas quirúrgicas particulares con excelente resultado. A raíz de ese episodio, en la interrogación habitual de la consulta preoperatoria, suelo insistir más en la pregunta «¿tiene alguna otra enfermedad o molestia?» (incluso a veces, añado «¿y alguna hernia?» recordando a aquella mujer). Si algo bueno tiene ser médico, es la posibilidad de aprender cada día de tu vida profesional.

Puede suceder que quien visita al paciente el día antes no sea el cirujano que conoce de la consulta. Por necesidades organizativas del equipo puede que no esté disponible, o puede que no vaya a ser el cirujano principal (imaginemos que hay un cirujano con más experiencia en ese tipo de intervención y es quien la va a llevar a cabo). En este último caso, resulta más importante todavía esta visita previa al paciente recién llegado, puesto que todo cirujano debe conocer a su paciente antes de dormirlo. Además, no queremos que parezca que existe cierto grado de descoordinación o que se ha modificado el programa sobre la marcha y sin criterio. Gestionar un servicio de cirugía supone la necesidad de realizar modificaciones que se ajustan a las situaciones reales de lo que sucede a cada momento: si aparece un paciente que precisa de una cirugía emergente porque su vida corre peligro, es posible que los cirujanos designados tengan que ser sustituidos por otros. De la misma manera, puede suceder que se tenga que cancelar la intervención en el último momento antes de entrar en el quirófano porque los esfuerzos se han de enfocar en un caso determinado. Si al día siguiente aparece un paciente con una rotura cardiaca por un infarto (y cuya vida pende, literalmente, de un hilo) y es necesario ocupar el quirófano de nuestro paciente programado, no queda más remedio que comunicárselo y mandarle a casa otra vez. Esta es una de las situaciones más frustrantes para un cirujano, puesto que la decepción que siente el enfermo, ya preparado y a punto de entrar en el quirófano, es de difícil consuelo. En general todo el mundo lo comprende y siente que se está haciendo lo correcto. No recuerdo a nadie que haya protestado de manera airosa o que haya amenazado con quejas por escrito (aunque también depende de cómo lo expliques y, para eso, la experiencia es un grado). Como sé que es una posibilidad remota (las cancelaciones anuales en nuestro ámbito no superan un 1 % en el peor de los casos) pero posible, me gusta comentarlo el día antes. Estoy convencido de que en todo lo relacionado con la información al paciente, cuanto más claro expliques las cosas y más te anticipes a los posibles problemas, mejor impresión generas, y por lo tanto mejor son aceptados los contratiempos y las complicaciones.

Hay una situación que intentamos evitar el día antes de la intervención: que ingresen en la misma habitación dos pacientes que se van a operar el día siguiente. *A priori*, podría ser una idea fantástica puesto que así establecen rápidas ligaciones dado que se operarán los dos del corazón y lo harán el mismo día. Pero en una ocasión viví una situación que resultó desagradable para mí y preocupante para uno de los enfermos. Visité a los dos la tarde antes, y resultó más sencillo de lo habitual puesto que estaban acompañados y pude hacer la visita previa a las dos familias al mismo tiempo. El buen ambiente era palpable y ambos establecieron rápidamente una magnífica relación entre ellos y también conmigo. Uno tenía programada su intervención por la mañana y el otro por la tarde. Al día siguiente, la intervención del primer paciente se complicó mucho por diversas circunstancias, y acabó por prolongarse demasiado, tanto que ocupó el tiempo del segundo e, incluso, se alargó más allá. Después de evaluar la situación, el servicio decidió cancelar al segundo porque no tiene sentido iniciar una intervención rutinaria a horas intempestivas y con el equipo extenuado. Así que me dirigí a la planta a explicar los motivos de la cancelación mientras buscaba en mi cabeza palabras amables y convincentes para anunciarle que se tenía que ir a casa y que le llamaríamos en cuanto pudiésemos. Y nada más comenzar con la explicación me di cuenta de que me había metido en un pequeño lío. *¿Cuál era el motivo de la cancelación? Que la cirugía anterior se había complicado*. Es frecuente que esta sea la razón cuando sucede, pero en este caso, para él, no se trataba solo de una operación cualquiera que había ido mal, sino que era la de su compañero, con el que ya había iniciado una cierta relación. Al escucharlo el semblante del paciente se oscureció y la preocupación se adueñó de él. ¿Qué le ha pasado? ¿Está bien? De pronto me vi sumido en un lío del que era difícil salir. Por una parte, no se puede dar información clínica a nadie ajeno al paciente, así que no debía responder a esa pregunta de ningún modo. Por otra parte, las noticias aumentaban su preocupación: no solo se tenía que ir a casa después de todas las horas de espera (ayuno incluido), sino que acababa de comprobar que cirugías como las suyas se pueden complicar mucho. No recuerdo cómo salí del paso, pero sí sé que, desde entonces, a no ser que haya una situación de fuerza mayor, dos pacientes no deben quedarse en la misma habitación la noche antes. Otra cosa distinta es que compartan habitación después porque, si bien también hay riesgo de complicación, al menos, la parte importante, la cirugía, ya ha sucedido para ambos.

¿Qué ocurre si la cirugía es el lunes y el paciente ingresa el domingo? El cirujano no tiene la obligatoriedad contractual de acudir a visitar al paciente, pero sí puede que se sienta con la necesidad moral de hacerlo. Hay quienes lo harán solo en casos especiales mientras que otros considerarán que tan necesaria es la confortación previa del paciente antes de la intervención como la del cirujano que disfruta de su tiempo de descanso las horas antes de la operación. El neurocirujano Henry Marsh, en su libro *Ante todo no hagas daño*, cuenta como cada domingo se prometía a sí mismo que no pasaría a ver a los pacientes que iba a operar al día siguiente, y como, indefectiblemente, acababa yendo aunque no formase parte de sus obligaciones contractuales. Tanto las intervenciones de neurocirugía como las nuestras son cirugías complejas y no exentas de riesgo y complicaciones; quizá algo dentro de nosotros nos compele a hacer esa visita previa, por aquello que puede pasar. Sé que hay otras especialidades en las que estas visitas no suceden y quizá tiene que ver con el riesgo quirúrgico o simplemente, en nuestro caso, se trata de una filosofía ancestral que se ha mantenido en el tiempo.

La visita del día antes te permite volver a saludar (o conocer por primera vez) a los familiares más cercanos del paciente. Es muy duro que las cosas no vayan bien en una operación y que tengas que informar después de lo que ha sucedido a gente que, en realidad, no conoces de nada. En estos casos, a las malas noticias que recibe la familia se añade el hecho de que las transmite un cirujano a quien no han visto nunca en su vida. Por eso es importante volver a explicar la intervención y recalcar las posibles complicaciones el día previo ante todos aquellos que se encuentren acompañando al paciente. Son los que presumiblemente te encontrarás cuando salgas a informar al día siguiente. Si ha habido un acercamiento previo el día antes, la tensión se reduce y la preocupación por las malas noticias se asimilará un poco mejor.

La noche antes es un infierno para quien se opera al día siguiente. Se mete en la cama e intenta dormir pero no puede. Desea estar en su casa, en su rutina, y quiere escuchar los sonidos cotidianos, en vez de los que oye: voces del personal del turno de noche o de otros pacientes que demandan atención. Está nervioso. Intenta conciliar el sueño pensando en lo que hizo ese día y en lo que hará mañana, pero se da cuenta de que no, que no está en su ambiente habitual porque mañana le operan. De manera inevitable, la posibilidad de morir invadirá sus pensamientos (¿y si no salgo de esta?, ¿y si hoy he visto por última vez a mis hijos?). Tampoco podrá evitar un repaso de cómo ha sido su vida hasta ese momento (¿he tenido una vida plena?, ¿qué me ha quedado por hacer?) y lamentará haber apartado de su vida a algunos familiares después de desavenencias que, bien pensadas ahora, carecían de importancia. «La vida es lo único que importa», afirmará para sí mismo. Y concluirá pensando, mientras mira a un techo que le es ajeno como lo haría cualquier condenado que espera su suerte al alba, que «la salud es lo único que realmente importa».

Siempre pregunto al paciente si quiere una pastilla para dormir con el objetivo de que no pase toda la noche en vela. Algunas veces no es necesario porque él mismo la pide.

Nuestro país es líder mundial en el consumo de benzodiacepinas, por delante de Bélgica y Portugal, que nos siguen de cerca. Según datos del Ministerio de Sanidad, el 9,7 % de la población española había consumido hipnosedantes con o sin receta en los últimos treinta días, mientras que el 7,2 % de la población reconoce consumir estos fármacos a diario. Así pues, no es extraño que los soliciten, o que, incluso, los traigan en el bolsillo. Quienes no toman pastillas para dormir de manera habitual (o incluso nunca las han tomado) suelen rechazar el ofrecimiento por un miedo infundado a quedarse enganchado de por vida a la pastilla para dormir. Si bien las benzodiacepinas pueden llegar a crear adicción, su utilización en un momento puntual está más que justificada. Y si hay una noche en que uno necesita un inductor del sueño, esa es precisamente la anterior a una cirugía.

Además de la pastilla para dormir, aún hay muchos que ingresan acompañados de una bolsa de supermercado repleta de los medicamentos que toman cada día. Hoy en día es la mejor manera de comprobar lo que cada uno toma, sobre todo en personas ancianas a las que les cuesta recordar la medicación. Resulta enternecedor ver cómo la posología está escrita en cada caja con letra temblorosa. Gracias a las nuevas tecnologías, como la receta electrónica, ya no es necesario revisar la bolsa porque todo está registrado en el sistema. Para evitar sobredosificación, además, conviene que la medicación prescrita sea la pautada por el médico y no que el paciente se tome las pastillas que ha traído. Por esta razón es muy importante asegurarse de qué está tomando el enfermo en el momento del ingreso. Confieso que resulta tedioso, y que para el cirujano es una actividad sin el *glamour* que tiene cualquier cirugía, pero es importante y evita errores graves.

«Hasta mañana, doctor. Estoy en sus manos», te dicen muchos, a modo de despedida, cuando la visita de la víspera llega a su fin. Nunca he sabido bien qué responder, por lo que siempre acabo por decir «no le queda otra», quitando hierro a la situación. Siempre pensé que la responsabilidad que te genera escuchar esa frase se mitigaría con el tiempo o que el nerviosismo que produce sería cada vez menor. Pero no es así. Veinticinco años después, noto las mismas sensaciones al oírla que la primera vez. Creo que si no sientes responsabilidad cuando alguien te dice algo así no es porque seas un cirujano más experimentado, sino porque has dejado de ser honesto contigo mismo.

«Duerma bien esta noche, doctor; descanse y, sobre todo, no se vaya de fiesta.» Esta es otra de las frases que escuchas antes de abandonar la estancia. En tono jocoso respondo que «preferirá usted que siga mi rutina habitual, ¿no le parece? Pues sepa que la noche antes de las cirugías me voy de juerga con los amigos». Naturalmente es una broma y así se lo toman, pero es curioso como un atisbo de duda ensombrece su mirada durante una fracción de segundo. ¿Hay cirujanos que se van de juerga la noche antes?

Francamente lo dudo, pero todo puede suceder en esta vida, tanto en el mundo quirúrgico como en otros con enormes cargas de responsabilidad. En la película *El vuelo* (Robert Zemeckis, 2012), Denzel Washington protagoniza a un desvergonzado piloto que se corre una juerga de sexo, alcohol y drogas la noche antes de pilotar un avión de línea regular. Horas antes de embarcar, y para intentar recomponerse, inhala cocaína antes de subir a bordo junto a cien pasajeros. El avión tiene graves problemas y cae en picado, pero la pericia de Washington logra un aterrizaje forzoso y evita una masacre (se salvan noventa y seis personas y únicamente fallecen seis). Sin embargo, el examen toxicológico es concluyente y el piloto es acusado, entre otros cargos, de homicidio involuntario a pesar de su hazaña. Al principio se asombra, puesto que se considera un héroe, pero después, perseguido por la culpa, confiesa sus adicciones e ingresa en prisión. Moraleja: aunque seas un gran profesional no te drogues durante el servicio.

La historia es una ficción, pero refleja uno de los problemas de nuestra sociedad (y no solo en profesiones puntuales). ¿Hay profesionales sanitarios que acuden al quirófano bajo los efectos de estimulantes? ¿Es más frecuente en trabajos con gran responsabilidad o más estrés de lo normal, como cirujanos o pilotos? No puedo negar que situaciones de este tipo puedan suceder en el ámbito quirúrgico, pero la realidad que he conocido dista años luz de ser tan dramática y exagerada como los hechos que se relatan en la película. Si un cirujano no está en condiciones no debe operar bajo ningún concepto, como bien sabemos todos aquellos que nos dedicamos a este noble trabajo. Esto no es Hollywood; si un cirujano está drogado, lo más probable es que mate a alguien.

A raíz de este tema, surge otra duda: ¿hay momentos de la vida de un cirujano que podrían condicionar su desempeño profesional? En el Hospital Papworth, en Cambridge, Inglaterra, se realizó un estudio con casi ocho mil pacientes intervenidos del corazón que reveló unas conclusiones muy interesantes. Se dividió a todos los participantes en tres grupos: en el primero se incluyeron todos los pacientes cuya intervención se había realizado el último día antes de que el cirujano iniciase las vacaciones; en el segundo, aquellos cuyas cirugías se celebraron el primer día de vuelta de las vacaciones del cirujano, y en el tercero (grupo control), todos los demás. El resultado de mortalidad del grupo control fue de un 4 % (unos buenos resultados globales puesto que se trata de pacientes de diversa gravedad). Ahora bien, el porcentaje de fallecimientos en el grupo de pacientes intervenidos justo el día antes de que el cirujano iniciara sus vacaciones resultó ser el casi el doble (6 %) que el de los que fueron operados el primer día después de las vacaciones del cirujano (en este caso, la mortalidad descendía a un 2 %). La primera conclusión que se puede extraer es que, contrariamente a lo que un cirujano pueda pensar, tus habilidades no se reducen en absoluto cuando dejas de operar durante un período de tiempo determinado. A veces, cuando estás desconectado completamente del trabajo, en la playa o en la montaña, tienes la sensación de que vas a volver y no vas a saber hacer bien las cosas como antes, pero no es verdad. Es fruto de la total desconexión que has mantenido estos días y es, en realidad, lo que explica por qué los períodos de descanso son tan necesarios. Resulta muy sorprendente el hecho de que aumente la mortalidad el día antes de iniciar las vacaciones. El cirujano Samer Nashef, quien dirigió la investigación, concluye, a tenor de los resultados, que «parece recomendable obligar al cirujano a que se quede en su despacho tranquilo el día antes de iniciar las vacaciones».

¿Qué sentido tiene operar antes de irte de vacaciones? Ninguno. Seguramente tienes la mente en otro sitio y no estás centrado en lo que tienes que hacer. El Dr. P. me decía, cuando yo era residente, que «el último día en el hospital antes de vacaciones es el mejor del año: auscultas a un paciente, te das una vuelta por la planta, tomas un café, te fumas un par de cigarros... y poco más, hasta luego». Los cirujanos tenemos una regla no escrita, pero que llevamos a rajatabla siempre que es posible: no viajar el mismo día que has realizado una cirugía. Una vez operé a un enfermo y, nada más dejarlo en la UCI, me subí al coche y me dispuse a realizar un viaje largo. Por motivos que ya no recuerdo, el paciente tenía que ser operado ese día, yo tenía que ser el cirujano, y era imposible posponer el viaje. Los trayectos en coche suelen ser tediosos, pero también te permiten (sobre todo si vas solo), reflexionar sobre tu vida, planificar nuevos retos y abstraerte de los problemas. Conforme pasan los kilómetros te alejas de lo que dejas atrás y te aproximas a tu destino. Es una obviedad en términos de la distancia, pero también sucede con tu mente, que empieza a amoldarse a una realidad que te espera, mientras vas olvidando lo que dejaste en la ciudad de donde partiste. Llevaba una hora de viaje cuando recibí una llamada del hospital. Aquello no auguraba nada bueno, así que paré en el primer sitio donde pude. Me llamaban de la UCI: el paciente había tenido una complicación. La habían resuelto, estaba estable, y solo me llamaban para que tuviese conocimiento. Colgué y un sentimiento de responsabilidad tumbó la ilusión por aquel viaje que había iniciado. No tenía sentido volver (¿para qué?, ya se están ocupando de él), así que retomé el camino, que resultó ser penoso puesto que la preocupación se instauró en mi cabeza y ya no me abandonó hasta la vuelta.

Antes de salir de la habitación el día antes de la cirugía, me vuelvo porque se me ha olvidado decirles algo importante: «Mañana a las ocho en punto ya estará abajo, en quirófano. Si quieren venir a despedirse, ha de ser antes de esa hora». Este último consejo es necesario porque he visto casos en los que el familiar ha llegado por la mañana y el paciente ya estaba dentro. Y resulta frustrante para ambos. Lo más probable es que no pase nada, pero quien se opera quiere dar un beso a su ser querido antes de que se pongan manos a la obra con él. Por lo que pueda pasar.

¿Cuál es la realidad de la noche antes para el cirujano? No es muy diferente a la del resto de los mortales: te metes en la cama, repasas mentalmente tu día y planificas la siguiente jornada. En mis primeros años de residencia (y fruto de la necesidad de aprendizaje, supongo) tomé la costumbre de dormirme mientras pensaba que estaba operando: empezaba con la incisión, luego pedía la sierra, dividía el esternón, separaba el tórax, abría el pericardio... En general, nunca acababa las intervenciones porque me dormía antes. Un día que estaba de guardia de cirugía general en otro hospital, le conté este pequeño secreto a una adjunta veterana que estaba con nosotros en el grupo de guardia. «Tú vas a ser buen cirujano», me respondió. Aquello me llenó de orgullo.

Hoy en día mantengo la costumbre, pero solo las noches antes de la intervención. Desconozco si los otros cirujanos hacen lo mismo porque de estas cosas no solemos hablar. Los cirujanos somos muy nuestros para ciertas cosas.

CAPÍTULO 4

LA DELGADA LÍNEA ROJA

«La incisión debe ser todo lo larga que sea necesario y todo lo corta posible.»

THEODOR KOCHER, 1841-1917

Todas las mañanas, cuando abro los ojos, tengo que averiguar en qué día de la semana estamos. Luego busco en la memoria qué es lo que me toca hacer hoy: ¿consulta?, ¿planta?, ¿cirugía? Los días que tengo intervención a primera hora de la mañana, aprovecho el recorrido en el metro para recordar detalles del paciente y su intervención; ya lo he hecho antes de dormirme, pero no está de más repasarlo. Me rodea todo tipo de gente que acude a sus diferentes trabajos, cada uno con sus preocupaciones laborales, y los veo cómo buscan fuerzas desde dentro de sí mismos para afrontar la jornada, o se abstraen de sus inmediatos quehaceres inclinados en el móvil. Los días que están programadas intervenciones de gran envergadura, o de mucho riesgo, me da por pensar que me cambiaría por cualquiera de ellos en ese mismo momento. *¿Quién me mandaría a mí meterme en este negocio? Con lo bien que estaría en una oficina, en vez de asumir el riesgo de que alguien se te muera.* El Dr. Charles Bell afirmaba que «la ansiedad de un cirujano ante una intervención es lo mayor que un hombre puede sufrir», y que «no debemos creer que eso solo ocurre en los cirujanos más novatos».

Dudas, pero se pasa al instante. Hemos sido entrenados, nos gusta lo que hacemos, lo hacemos bien y, sobre todo, como dijo un día el Dr. F. a un paciente que, delante de mí, le preguntó por qué había decidido ser cirujano: «Mire usted, pues porque alguien tiene que hacerlo». Pues toda la razón, así que *cabeza alta y asumamos nuestro trabajo y sus consecuencias.*

Cuando entro por la puerta del hospital me invade el miedo de encontrarme a los familiares de quien vas a operar. La posibilidad es remota, pero alguna vez ha pasado y resulta extraño. Te sientes observado. Parecen preguntar: «¿Porqué entras ahora y no estás ya en el quirófano?». Ellos ya se han despedido y saben que el paciente ya ha entrado en la zona quirúrgica. En realidad, los tiempos en el quirófano son más prolongados de lo que parece: un enfermo abandona la habitación unos minutos antes de las ocho y los preparativos son muchos hasta que llega el momento de coger el bisturí; pueden incluso durar un par de horas. Es algo que debes explicar al enfermo y, sobre todo, a la familia, para que se queden tranquilos. «Buenos días, doctor», saludan, si te ven entrar por la puerta del hospital, aunque, en realidad, les apetecería preguntar: «¿Ha dormido bien?, ¿viene con fuerzas?». También escrutan tu aspecto y si tienes buena cara. No pueden evitarlo. Te pones en su lugar y no les culpas en absoluto porque, si somos honestos, están confiando en un desconocido la vida de alguien a quien quieren. Me avala la institución que me emplea pero poco saben de mí; lo que han podido colegir de un par de entrevistas y mi historial en internet. Nada más. Así que no les queda más remedio que confiar. Tanto en el individuo como en la institución.

La mayoría de las veces no ves a ningún familiar. Se han ido a trabajar, o a dar una vuelta, o simplemente no han aparecido. Una intervención es un buen escaparate para comprobar la unión de cada familia, si esta es sólida y bien avenida, o si es, en realidad, un paripé de cara a la galería. Yo diría que hay un 20 % de pacientes que pasan solos el proceso quirúrgico en el hospital, desde el ingreso hasta el alta. De estos, puede ser que algunos sean extranjeros, o puede que vivan solos, pero hay enfermos que no se llevan bien con la familia y no les avisan de que han ingresado, o sí lo hacen pero nadie viene a acompañarles.

Minutos antes de las ocho de la mañana, un celador se lleva a nuestro paciente a quirófano. Por fin ha acabado el sufrimiento. Le ha costado pegar ojo en toda la noche o ha dormido unas horas gracias a la pastilla. Le han puesto un pijama abierto por detrás; es el mismo modelo ridículo que ha visto en cualquier película de humor donde el protagonista está hospitalizado. Es complejo de atar, sobre todo para las personas mayores, y si no aciertas a la primera corres el riesgo de enseñar el trasero a todos a no ser que te pegues a la pared. Quien va a quirófano está libre de ese problema, pues se desplaza en su cama por los pasillos, acompañado por el celador que le empuja. ¿Por qué no entramos en el quirófano con nuestro propio pijama? ¿No sería mejor para el paciente que se sintiese confortable con sus propias prendas? Se trata de una cuestión protocolaria. La medicina trata siempre de homogenizar todos los procedimientos para obtener los mejores resultados y no podemos hacer distinciones. Además, una de las funciones de este pijama-bata tan poco glamuroso es que nos permite el acceso rápido al cuerpo desnudo del paciente en caso de necesidad urgente. Por ejemplo, está hospitalizado y tiene una parada cardiaca. Si lleva ropa cerrada hasta arriba, tendríamos que luchar con los botones para acceder al pecho o sus brazos para realizar los procedimientos de emergencia indicados. Son segundos que se convierten en minutos, y el daño cerebral se está produciendo, puesto que el riego sanguíneo a la cabeza es inexistente. ¿Para qué perder ese precioso tiempo? En medicina, el tratamiento más destacado es la prevención y la cura más efectiva, evitar la enfermedad. Los buenos resultados se obtienen previendo las complicaciones. Mejor pijamas ridículos pero que permitan el fácil acceso al cuerpo del paciente.

Llega a la zona de quirófanos y, después de comprobar la identidad, conoce a quien será su anestesista durante la intervención (ya ha tenido una consulta previa de anestesia pero no tiene por qué ser el mismo especialista que le vio ese día). Tras confirmar que el procedimiento que se va a realizar es el programado, es el momento de entrar en el quirófano de una vez por todas. El siguiente paso será dormirlo.

La historia de la cirugía tiene un antes y un después gracias al descubrimiento de la anestesia a mediados del siglo XIX. Aquella era una época en la que las cirugías suponían para el enfermo una tortura inimaginable. En la película *Master and Commander* (Peter Weir, 2003), se refleja de manera fiel cómo eran realizadas las intervenciones en aquellos tiempos. Se representa la amputación del brazo necrosado de un joven guardiamarina de la armada inglesa que ha sido herido en combate. Después de explicarle el procedimiento, el cirujano le ofrece un trago de ron, le mete un palo entre los dientes para que muerda, y solicita que varios ayudantes lo sujeten con firmeza.

Con un cuchillo bien afilado realiza un primer corte circunferencial por encima del codo lo más rápido posible y, una vez expuesto el hueso, cambia de instrumento y lo sierra hasta que la extremidad cae en un cubo de serrín. El guardiamarina se desmaya debido al dolor, pero cuando recobra el conocimiento es felicitado ante su coraje (no ha emitido ni un quejido en comparación con otros pacientes, afirma el cirujano).

Antiguamente a los quirófanos se les llamaba teatros (hoy en día se siguen denominado así en algunos países anglosajones). Se trataba de una sala con gradas dispuestas en semicírculo para que cirujanos y aprendices pudieran ver cómodamente las intervenciones. Cuentan los historiadores que lo que más impresionaba no era la sangre, sino los gritos desgarradores de los que estaban siendo operados, que duraban hasta que se desmayaban o fallecían. La cirugía debía ser lo más rápida posible para evitar su sufrimiento: cuanto menos tardaba un cirujano, más prestigio profesional alcanzaba. Llegó un punto en el que los mejores eran quienes poseían una condición física inmejorable: fuertes para agarrar el miembro que iban a amputar, y diligentes para ejecutar los cortes de la manera más rápida posible. Pero, ¡ojo!, no todo era cuestión de rapidez. Cuenta la leyenda que el Dr. Robert Liston, a quien su destreza con el cuchillo le precedía (amputaba una pierna en dos minutos y medio), quiso un día acelerar tanto que, además de cortar la pierna que estaba amputando, rebanó varios dedos del asistente que sujetaba al enfermo. Liston, sobresaltado por los alaridos de su ayudante, levantó instintivamente el bisturí y se lo clavó de manera accidental a un estudiante que ayudaba en el procedimiento. Como los tres afectados, ayudante, paciente y aprendiz, acabaron por fallecer como resultado de la infección de las heridas, a esta intervención se la recuerda como la de mayor mortalidad de la historia: un 300 %. Si bien se discute aún la veracidad de este hecho, no deja de ser un buen paradigma de la medicina de la época.

Todo cambió en el año 1844 cuando, en la plaza de Hartford (Connecticut, EE. UU.), se preparó un escenario para un novedoso espectáculo. Se trataba de proporcionar a los espectadores inhalaciones de gas hilarante, cuyos efectos, según afirmaba el promotor del espectáculo, garantizaban desinhibición y desenfreno. Poco a poco los habitantes desfilaron por el escenario y, una vez inhalado el gas, comenzaron a bailar, saltar y reír de manera escandalosa y libertina, para jolgorio de los asistentes. Entre ellos se encontraba un joven dentista de la localidad, de nombre Horace Wells, que observaba entre la multitud los asombrosos efectos del «gas de la risa» (que es como se conoce coloquialmente al protóxido de nitrógeno). En un determinado momento, uno de los participantes, que bailaba y reía como un loco por el escenario, se golpeó en la tibia con tal fuerza que la pierna se le deformó. El sujeto siguió danzando como un poseso y en ningún momento dio muestras de dolor a pesar de que, casi con seguridad, se había fracturado la pierna. Y Wells, de pronto, tuvo una idea que cambiaría la historia de la cirugía: «¿Qué pasaría si aplico este gas a mis pacientes antes de extraer los dientes?». Meses después, el prestigio del dentista ascendió hasta cotas inimaginables: todo el mundo quería sus métodos indoloros. Animado por su éxito, Wells intentó aplicar el gas para anestesiar a un paciente que iba a ser intervenido en el hospital, pero fracasó. No lo volvió a intentar más y los cirujanos abandonaron el proyecto del dentista. Hoy sabemos que el motivo del fallo radicó en que el paciente era muy obeso y que no se aplicó suficiente cantidad de gas para adormecer tanta superficie corporal.

Tiempo después, el odontólogo William Morton, quien había sido compañero de Wells, empezó a utilizar el éter para sus procedimientos dentarios con notable éxito. Morton se entrevistó con John Warren, cirujano jefe del Hospital General de Massachussets (Boston, EE. UU.), y le explicó sus propósitos: utilizar el éter como anestésico en una intervención quirúrgica. En un principio, Warren, que estaba en contra de estos procedimientos (era de su conocimiento el fracaso de Wells con el paciente obeso), se mostró reticente. Pero terminó accediendo con un paciente joven que presentaba un tumor en el lado izquierdo del cuello. Mediante una esfera de vidrio diseñada para tal efecto, Morton aplicó éter al joven, adormeciéndolo. Warren extirpó en cinco minutos el tumor, bajo una calma jamás vista en un teatro operatorio. No hubo un solo grito por parte del enfermo, que despertó un tiempo después. Eran las diez de la mañana del 16 de octubre de 1846 y había nacido tanto la anestesia como la cirugía moderna.

Pero hemos dejado a nuestro paciente entrando en el quirófano. Ya debe estar tumbado en la mesa, donde permanece boca arriba mientras varias personas se mueven a su alrededor. Siente inseguridad, miedo y, sobre todo, tiene frío y está deseando que le duerman de una vez. Muchos te preguntan el día antes si los puedes llevar dormidos a quirófano. No sería mala idea; ahorraríamos el sufrimiento en general si sedáramos al paciente en la habitación y lo metiéramos dormido. Pero, ¡ojo!, que no nos vale con un par de comprimidos para conseguir tal efecto. Habría que hacerlo con anestésicos potentes, y eso no se puede hacer en la habitación (podría dejar de respirar), así que tendríamos que intubarle antes o no le entraría oxígeno en el organismo. No, no tiene ningún sentido. Es un procedimiento de riesgo y debe realizarse en el quirófano.

Es inevitable que nuestro paciente sienta angustia mientras espera a que le duerman. El personal de quirófano transmite mensajes de confort y de tranquilidad mientras realiza los preparativos, pero puede que no funcionen porque oye conversaciones ajenas, tecnicismos, ruidos de varias alarmas. Además, está esa corriente de frío tan molesta cada vez que la puerta se abre y se cierra... Para nosotros los minutos son segundos. Para el paciente, son horas. «Usted esté tranquilo», escuchará de alguien que está por alrededor. ¿Surte efecto? Poco. No hay nada que ponga más nervioso a quien lo está que le digan que se tranquilice. «No se preocupe que enseguida le dormimos y ya no va a sentir nada.» Él intenta responder, pero la boca seca le impide emitir palabra alguna. Asiente con la cabeza aunque no sabe si alguien se ha fijado en su gesto. Potentes luces le iluminan y tiene los brazos en cruz para ponerle unas vías (le han explicado previamente que iba a notar unos pinchazos). En esa posición, y con el cuerpo iluminado por las grandes lámparas, algunos imaginan que serán sacrificados como ofrenda al sol, como en época de las civilizaciones precolombinas, y otros que se encuentran en el matadero y que les van a despiezar como a una vaca. Poco se puede hacer al respecto: el miedo es libre. No queda otra que acelerar el proceso para que acabe el tormento.

¿Serán estas lámparas que estoy viendo lo último que voy a ver? La película de su vida pasa a vertiginosa velocidad. Son fotogramas de momentos inolvidables con sus familiares más cercanos. Tiene deseos de salir corriendo, pero ya es imposible. No le queda otra que aceptar su suerte. Sigue oyendo voces de personas que no ve. Son conversaciones que no tienen que ver con la medicina, y que le hacen pensar que, a lo mejor, no están muy concentrados en su persona, pero ahora escucha una voz que se dirige a él: «Voy a ponerle un poco de oxígeno y luego va a sentir que le entra sueño», le dice el anestesista. Intenta manifestar que está de acuerdo, que quiere que le duerman ya para que acabe de una vez la angustia. «Claro que sí, doctor, hagan lo que consideren, estoy en sus manos», piensa, pero no lo verbaliza. Nota la lengua gorda y la boca pastosa, y solo emite un balbuceo. Es el momento en el que muchos rezan. A los creyentes no les resulta complicado. Los que no creen también lo hacen, por si resulta de utilidad. «Cuente de diez para atrás y verá cómo no llega hasta cero», le dice la misma voz.

El anestesista le ha podido decir que cuente de uno a diez, pero es mejor que lo haga a la inversa, como la cuenta atrás que se inicia cuando va a despegar un cohete espacial. Poco saben que esa cuenta decreciente previa a los lanzamientos se inventó gracias a la película *La mujer en la luna* (Fritz Lang, 1929). Su director quería mantener el suspense del lanzamiento en el espectador, y se le ocurrió que si la cuenta era a la inversa, todo aquel que estuviera viendo el film sabría que el lanzamiento se produciría cuando llegase a cero. ¿Podría haber hecho un contaje de uno a diez? Sí, pero entonces hubiera tenido que explicar al espectador que el cohete saldría al llegar a esa cifra, lo que le obligaba a añadir líneas de texto en el guion, y alteraba el dramatismo del momento. El invento no solo funcionó en la película, sino que fue adoptado en todos aquellos eventos programados en los que es preciso saber cuánto tiempo queda para que acontezcan. Es un ejemplo de cómo la ficción supera a la realidad, como tantas otras veces.

El paciente interrumpe su rezo y se concentra en lo que le han dicho que haga, porque cree que cuanto más ponga de su parte, mejor irán las cosas. Así que empieza su cuenta atrás. *Diez.* Se le pasa por la cabeza una idea: ¿y si llego a cero y sigo despierto? *Nueve.* ¿Y si me han puesto poca anestesia? *Ocho.* ¿Y si me despierto durante la cirugía? *Siete.* ¿...? Una sensación placentera como nunca ha sentido jamás en la vida se apodera de él y se deja llevar.

No suelo presenciar la inducción anestésica del paciente que voy a operar a no ser que esté inestable por algún motivo. Por ejemplo, en el caso de que su situación sea delicada y quepa la posibilidad de que haya que abrir muy rápido en respuesta a cambios repentinos. Prefiero entrar cuando ya está dormido y preparado para pintarlo (en nuestro argot, *pintar* hace referencia a la desinfección de la zona quirúrgica para evitar infecciones). Sabemos de la necesidad de desinfectar la piel antes de cortarla con el bisturí gracias al cirujano Joseph Lister, quien en 1867 comenzó a utilizar fenol como antiséptico para lavar el instrumental, las manos de los cirujanos y las heridas quirúrgicas. Los resultados fueron tan inmediatos como espectaculares: el número de pacientes con infecciones quirúrgicas se redujo de manera muy significativa. Espoleado por el éxito, Lister diseñó un pulverizador para que la sustancia se fuera difundiendo en el ambiente del quirófano, igualmente eficaz, pero con el inconveniente de que generaba irritación física en los presentes. Caracterizado por un buen carácter empresarial, comercializó después soluciones antisépticas que le reportaron pingues beneficios. Hoy en día la empresa Johnson & Johnson comercializa un producto antiséptico muy conocido cuyo nombre está escogido en honor a este cirujano, se trata del Listerine.

Cuando ya está bien pintada la zona de la piel donde vamos a trabajar (en nuestro caso, el tórax), cubrimos el resto del cuerpo con unos paños estériles, desechables y de un material impermeable, y que se convierten en el campo quirúrgico. En esta zona, alrededor y en contacto con ella, solo estarán los miembros del equipo que se encuentran propiamente en la intervención, que estarán provistos de batas y guantes estériles (y, por supuesto, gorros y mascarillas quirúrgicas correctamente colocadas, y no como sucede en innumerables escenas cinematográficas en las que el personal aparece haciendo que opera, sin cubrirse, y hablando encima de un cuerpo abierto). El campo quirúrgico es sagrado y no se toca a no ser que estés estéril, es decir, tus manos correctamente lavadas y tu cuerpo enfundado en la bata y con los guantes estériles.

El relato del descubrimiento de los guantes quirúrgicos es, con seguridad, el más romántico que posee la historia de la medicina, y tiene como protagonista a William Halsted, cirujano considerado como uno de los precursores de la cirugía moderna, y a Carolina Hampton, su enfermera ayudante de quirófano, de quien Halsted estaba perdidamente enamorado. En los quirófanos del Dr. Halsted era obligatorio mantener la asepsia durante las intervenciones mediante el uso de fenol y del pulverizador continuo diseñado por Joseph Lister. En esa atmósfera antiséptica tan cargada, la enfermera Hampton comenzó a sufrir una irritación en las manos que derivó en una dermatitis que acabó por apartarla de las intervenciones quirúrgicas. Sin Carolina a su lado, las horas en el quirófano se convirtieron en interminables para Halsted, pues echaba de menos a su enfermera favorita. Pero, un día, tuvo una brillante idea que permitiría su regreso. Halsted acudió a la fábrica de neumáticos *Goodyear* y pidió que le fabricaran unos guantes de goma para su amada. Así podría volver a su lado. Acostumbrados a fabricar ruedas, la empresa creó unos guantes que resultaban gruesos y antiestéticos, y Carolina se sentía ridícula. Halsted, entonces, decidió ponerse unos también para evitar su malestar, y obligó del mismo modo al resto del equipo a que los utilizasen. Pasado un tiempo, y ya acostumbrados a la nueva forma de operar, el cirujano reparó en que la tasa de pacientes que se infectaban después de la cirugía había descendido de manera espectacular. No cabía otra posibilidad de que aquel inesperado hallazgo estuviera relacionado con los guantes que habían comenzado a utilizar todos. Poco después, ambos sanitarios se casaban tras haber realizado un descubrimiento crucial para los cirujanos de hoy en día. La historia quedó para los anales de la medicina como «los guantes del amor», como revela el historiador Jürgen Thorwald en su libro *El siglo de los cirujanos.*

El campo quirúrgico tiene otra función muy importante: la de despersonalizar la situación. Si estuviéramos viendo la cara de quien estamos operando, la sensación sería bastante desagradable. El neurocirujano Henry Marsh lo define como «la metamorfosis de persona a objeto» y no puedo estar más de acuerdo: no hay nada más conveniente para un cirujano que desconectarse emocionalmente de su paciente durante el tiempo que dure la intervención. El campo quirúrgico solo deja una ventana de piel que es la zona en donde vas a realizar la primera incisión. Gracias a ello, una persona que conoces se transforma en materia que tú vas a manipular, cortar y coser. Cuando era residente, como parte de mi formación como cirujano, tuve una época en la que trabajé con niños. Eran intervenidos porque presentaban determinadas patologías congénitas susceptibles de cirugía. Mis hijos en aquella época eran también pequeños y resultaba una comparación dura y dolorosa ver los cuerpos anestesiados de aquellos niños con la misma edad que los míos. Taparles con el campo quirúrgico resultaba un gran alivio puesto que nos ayudaba a todos a olvidarnos de que debajo había un bebé y que fuera había unos padres desesperados y ansiosos por el resultado. Por la noche llegaba a casa, los veía y celebraba la suerte de que no hubiesen sido ellos los que habían sido operados. Cuando la cirugía se complicaba, o el desenlace era fatal, una sensación de rabia y de impotencia nos invadía a todo el equipo y no nos abandonaba en bastante tiempo. El Dr. S. siempre decía que la cirugía pediátrica era una *gran hija de puta* (en realidad siempre utilizaba la misma expresión para enfatizar los momentos más tensos de su vida profesional), porque «arrancas a un bebé de los brazos de la madre, y tienes la obligación moral y profesional de devolvérselo». Y eso, a veces, no pasaba.

Un sábado por la noche de hace muchos años estaba de guardia en el hospital. Todo permanecía tranquilo: en la UCI los pacientes evolucionaban favorablemente y en la planta tres cuartos de lo mismo: quien no dormitaba veía la televisión. A eso de las once de la noche tuve una llamada de la planta. El mensaje fue escueto: «Parada». Se trataba de un paciente operado de coronarias unos días atrás. Se había desplomado camino del baño, según la primera información proporcionada por sus compañeros de habitación, que se componía de cuatro camas. Acudimos todos con el carro de paradas. En efecto, estaba en asistolia (o ausencia total de contracción cardiaca), así que una enfermera inició masaje cardiaco externo mientras comenzábamos las maniobras avanzadas de reanimación cardiopulmonar.

En nuestras intervenciones cardiacas accedemos por el medio del pecho, a través del esternón, el cual dividimos al medio. Acabada la intervención, lo unimos con alambres que se quedan de forma permanente y que ayudan a la consolidación definitiva del hueso. Para que se entienda mejor, si alguien se fractura una pierna esquiando, se le pone una escayola para que las dos puntas del hueso se unan de nuevo. En nuestro caso, como no podemos escayolar (porque impediríamos que el paciente respirase), utilizamos los alambres para que se produzca el mismo efecto y el hueso se pegue de nuevo unas semanas después.

En situación de emergencia, como era el caso de aquel paciente del sábado por la noche que había tenido una parada cardiaca, su reciente cirugía nos confiere una ventaja, ya que nos permite acceder a su corazón a través de la herida suturada. Permite encontrar alguna posible causa que ha provocado la parada y puedes realizar masaje cardiaco directo, es decir, comprimir con la mano el corazón para que la sangre se impulse hacia la cabeza y el resto de los órganos. Es muy extremo, pero ha salvado muchas vidas de pacientes convalecientes que sufren una parada cardiaca en el postoperatorio.

No lo dudé. Ordené a todo el que no fuera indispensable que saliese de la habitación (incluidos los tres compañeros de cuarto del paciente), y abrí, no sin dificultad, el tórax de aquel enfermo. Pude acceder a su corazón completamente parado, e inicié con mi mano el masaje directo. No son situaciones muy frecuentes, pero, a veces, suceden en los lugares más insospechados. Y resulta muy impactante para quien nunca lo ha visto, sea personal sanitario o no. También para quien lo ejecuta. Uno no se acostumbra nunca a ver el rostro de alguien a quien estás reanimando con tus manos a través del pecho reabierto porque está técnicamente muerto. El paciente permanecía en el suelo, yo de rodillas, y la posición era incómoda. Evitaba mirarle la cara, pero era difícil no ver su rostro con el rabillo del ojo. Su mirada estaba perdida y su piel poco a poco iba adquiriendo un color azul oscuro por la falta de oxígeno. Cada vez que yo realizaba una compresión en su ventrículo, intentaba aplicar una buena intensidad para que la maniobra fuera lo más efectiva y acompasada posible. Se trataba de emular el normal latir del corazón. Enseguida reparé que a cada compresión manual mía su cabeza se movía al mismo tiempo, arriba y abajo, fruto de la inercia de mi acometida, como si estuviera asintiendo o dando su aprobación a mis maniobras. Era una situación rara e incómoda. Lo ideal hubiese sido colocar paños estériles antes de abrir nada, pero no lo había hecho acuciado por la emergencia del momento. «Lo importante es el masaje y los segundos cuentan», me justifiqué a mí mismo, mientras seguía viendo cómo se movía acompasada aquella cabeza inerte. El dolor de rodillas me hizo darme cuenta de que había cometido un error: estábamos en el suelo. Tenía que haberlo levantado a su cama antes de abrirlo porque era imposible hacer nada desde ahí. A mi orden, entre muchos, lo alzamos y lo tumbamos en su cama. Pude ponerle los paños después y la escena se convirtió en algo más llevadera. Luego proseguimos con la reanimación que, a partir de ese momento, nos resultó menos desagradable a todos. Su mirada perdida y su rostro sin expresión se habían quedado debajo de los paños estériles. Media hora después, paramos. No llegó a recuperar el ritmo cardiaco en ningún momento.

En nuestro quirófano, el paciente que vamos a operar está listo. El equipo que nos rodea, también. Me coloco de pie, perpendicular al paciente, a la altura de su hemitórax derecho. Es la posición natural de cualquier cirujano cardiaco. Alguien dice: «¿Hacemos la pausa quirúrgica?». Se trata de una última comprobación de seguridad que se realiza antes de la primera incisión, y que se ejecuta de forma verbal. Se comprueba si el nombre del paciente coincide con el del programado, se confirma el tipo de cirugía, si el procedimiento es de rutina, si se le ha dado el antibiótico, etcétera.

Antiguamente no se hacían estas comprobaciones previas, así que se dejaba una puerta abierta por donde podía colarse el error. Siendo residente, acababa yo de hacer la primera incisión al paciente que operaba esa tarde cuando, de repente, la puerta se abrió y apareció la supervisora de quirófano. «¡Paren todo!», gritó, bastante descompuesta. Ella era una persona muy tranquila, que nunca se había caracterizado hasta aquella tarde por ningún tipo de gesto o manifestación exaltada. Nos quedamos de piedra. Preguntó el nombre del paciente y luego la fecha de nacimiento. Alguien le dio los datos, que le produjeron un efecto relajante. «Menos mal», respondió ella. Tomó aire y luego nos explicó que nuestro enfermo tenía exactamente el mismo nombre que el que estaba siendo intervenido en la sala de al lado. El nuestro precisaba de una válvula aórtica y el vecino de sala estaba programado para un recambio de válvula también, pero en su caso, la válvula mitral. Alguien se percató de que se llamaban igual y se había generado una duda razonable sobre si cada uno estaba donde correspondía. Podía haber resultado una catástrofe: el aórtico se hubiera llevado una cirugía en la válvula que no era, y viceversa.

Las casualidades existen, pero no deben de inducir al error cuando se trata de operar a alguien. Existen casos en los que se ha amputado el miembro equivocado. Son historias muy jugosas que transcienden como la espuma a la opinión pública. Si bien son errores terribles que han sucedido en la historia de la medicina, es un hecho que está magnificado en el imaginario popular. Cuando estaba yo en la Facultad de Medicina teníamos un profesor que era cirujano. No se caracterizaba ni por su don de gentes ni por su benevolencia a la hora de evaluar, y solía ser albo de nuestros comentarios más despiadados. Comenzó a circular el bulo de que una vez había cortado la pierna que no era a un paciente suyo y que había sido despedido del hospital donde trabajaba, motivo por el que había aparecido por nuestra facultad. La intensidad de la historia fue tal, que todos acabamos creyéndonos aquel ridículo embuste, del que hoy en día me avergüenzo por haber contribuido a su difusión. No solo por el hecho criticable de divulgar un cuento sobre un profesional, sino porque yo soy también cirujano y ese tipo de historias no las merece ningún compañero de profesión. Con más razón si son infundadas. Son pecados fruto de la juventud y la inexperiencia.

Para evitar errores, hoy en día se procede al marcado del miembro que se opera con tinta indeleble, para que aguante después de que esté pintado y protegido con los paños quirúrgicos. Antiguamente se utilizaba una «x» para marcar el miembro, pero inducía a confusiones: ¿la pierna que tiene la «x» es la que debo cortar o significa que «esa es la que no se toca?». Hay centros que abogan por sustituir la «x» por una flecha, y en otros está protocolizado que el cirujano escriba sus siglas en el miembro que tiene que intervenirse e, incluso, que su incisión atraviese sus propias siglas para evitar equívocos (si no lo hace es porque no es ese miembro, o porque se ha borrado la tinta).

Todo listo. Extiendo mi mano y la instrumentista coloca en la palma de mi mano la hoja n.º 23 montada en su mango. La entrega con la punta orientada en sentido contrario a la de nuestros cuerpos. No necesito pedir «bisturí» como en las películas; es lo que tiene la profesionalidad diaria, que transforma los gestos de responsabilidad en rutina y en precisión.

«Comenzamos», anuncio.

Coloco la hoja encima de la piel y presiono suavemente hasta que aparece una delgada línea roja.

Capítulo 5

ESTE ES MI EQUIPO

«La persona más importante del quirófano es el paciente.»

Russell John Howard, 1875-1942

Me gusta cuando entrevistan a un futbolista cuya actuación ha sido destacada y este responde en plural a todas las clásicas preguntas de la prensa deportiva. «Lo importante es la victoria del equipo», asegura ante las cámaras, quitando mérito a su desempeño. Es una manera honesta de agradecer el esfuerzo de sus compañeros, puesto que «sin ellos, no hubiera podido meter los goles». En nuestra profesión sucede algo parecido, pero menos mediático. Un resultado exitoso después de una intervención de muchas horas se debe no solo a quien ha dirigido la intervención (que es quien da la cara ante la familia, eso sí), sino también a todos los miembros del equipo que han participado en esta.

Hay cirugías que necesitan de un equipo grande y hay otras que no, porque no es lo mismo quitar un nevus de la piel (en cuyo caso un cirujano y una enfermera se bastan), que una intervención cardiaca que precisa de una máquina de circulación extracorpórea (CEC). La máquina de CEC, o máquina corazón-pulmón, permite realizar una derivación de la sangre del paciente de forma que deja de pasar por el corazón y nos permite operar con seguridad. Sin aburrir con tecnicismos, podríamos resumir que extraemos del paciente la sangre venosa que va hacia el pulmón para oxigenarse, la pasamos por la máquina de CEC donde se oxigena, y la introducimos otra vez al circuito natural del sujeto gracias a unas cánulas que hemos colocado previamente. Posteriormente, gracias a una solución llamada cardioplegia, conseguimos detener por completo el corazón, y luego abrirlo para cambiar válvulas, hacer baipases en las coronarias, o realizar otros arreglos. Para que este proceso se lleve a cabo, es necesario un equipo de entre seis y siete personas en cada procedimiento. ¿Hay cirugías que requieren más personal todavía? En efecto: pueden realizarse intervenciones combinadas en las que son necesarios varios equipos de diversas disciplinas. En alguna ocasión nos hemos juntado hasta ocho cirujanos a la vez para operar a un mismo paciente. Una circunstancia difícil de gestionar, puesto que no es fácil mantener el ritmo de un procedimiento si existen varias voces que solicitan material a la instrumentista al mismo tiempo. En una extracción múltiple de órganos para un trasplante puede darse el caso de que cohabiten en el mismo campo dos cirujanos generales que preparan el hígado, dos cirujanos cardiacos prestos a quitar el corazón, dos torácicos listos para llevarse los pulmones e, incluso, puede que otro se encuentre en ese momento quitando las córneas, ajenos al resto de compañeros. Son muchos cirujanos con intereses diferentes al mismo tiempo y eso, a veces, equivale a una bomba de relojería. Recuerdo una noche en un quirófano de otra ciudad a donde habíamos acudido para extraer un corazón que luego colocaríamos en un receptor, que tuve que ponerme serio ante un colega de otra especialidad que quería saltarse el protocolo y sacar su órgano antes que los demás. De pronto todo se paró y unas palabras más altas que otras llenaron el exiguo espacio que nos separaba. A pesar de que las mascarillas tapaban nuestro rostro crispado por la adrenalina del momento y la confusión, la situación se volvió muy complicada. Afortunadamente no fue a mayores gracias al anestesista local que puso cordura y nos colocó a todos en nuestro sitio: «Vamos a comportarnos todos como profesionales, doctores», sentenció con el aplomo que le otorgaba su veteranía. Aunque suavicé mi postura, se hizo como yo quería, puesto que me asistía la razón y el otro no tuvo más remedio que ceder. «Nos hemos comportado como auténticas aves de rapiña», pensé en el avión que nos traía de vuelta con el órgano. No podía sino imaginarnos a todos como depredadores orientados hacia nuestra presa, con garras en vez de manos. Aquella madrugada varios pacientes recibieron los órganos del donante y consiguieron seguir con sus vidas muchos años.

Dependiendo del tipo de cirugía, la interacción del cirujano con el anestesista durante la intervención puede ser testimonial, o puede que resulte crucial, como sucede en nuestras intervenciones de corazón. He asistido a intervenciones de otras especialidades donde ni uno ni otro se han dirigido una palabra. Resulta extraño para mí, porque, en nuestro caso, su labor no solo se ciñe al proceso de analgesia, sedación y despertar del paciente cuando la cirugía ha finalizado. En cirugía cardiaca tiene un papel muy importante durante el proceso de desconexión de la máquina de CEC, en el que el corazón necesita de un empujón que le proporciona medicación específica para ello. En esa fase, el diálogo entre ambos tiene que ser fluido y consensuado.

De manera tradicional, la relación entre el anestesista y el cirujano ha sido una especie de amor-odio controlado. William Halsted, el inventor de «los guantes del amor», dijo en una ocasión que «la llegada de la anestesia ha hecho que cualquier tonto pueda llegar a ser cirujano». Al Dr. David Dent se le atribuye la frase: «El cirujano es alguien al que le gusta operar; el anestesista es alguien al que no le gusta administrar anestésicos». En la realidad, anestesista y cirujano suelen convivir en harmonía porque siempre subyace un interés común. Tampoco es extraño que esa relación trascienda en algún momento hacia una dimensión romántica y que la relación inicialmente profesional acabe en matrimonio. Tan estereotipado está el binomio médico-enfermera como el de cirujano-anestesista.

Nuestros colegas anestesistas suelen contar anécdotas sobre los cirujanos de la misma manera que nosotros lo hacemos sobre ellos. «¿Qué hay que hacer para que un anestesista pueda tener una baja laboral si se desmaya? Empujarlo dentro del quirófano.» «¿Cómo reconocer a un anestesista en un pasillo? Es el que tiene los zuecos manchados de café.» Ellos también nos dan lo suyo. En uno de los hospitales donde trabajé siempre estaba con nosotros una anestesista con una gran experiencia en cirugía cardiaca. Su maestría anestésica era directamente proporcional a su mordacidad para con nosotros, los cirujanos, y nunca dejaba escapar una oportunidad de demostrárnoslo. Llamaba barrera hematoencefálica[1] a la parte del campo que separaba nuestro campo quirúrgico *(hemato)* de su zona anestésica *(encefálica)*, en clara alusión a que, según ella, los paños estériles que nos separaban definían la parte en la que se pensaba (la suya), de la otra, donde solo primaba el esfuerzo mecanizado y menos reflexivo (el nuestro). Su mayor hito era el desparpajo con el que nos cantaba el estribillo de la canción *En el amor todo es empezar* de Raffaella Carrá, que dice así: «Explótame, exploó, explota, explota mi corazón», y que no tenía reparo en tararear en los

1. Barrera anatómica compuesta por células que separa la sangre del fluido cerebral. Protege el cerebro y el sistema nervioso central de sustancias dañinas presentes en la sangre.

momentos más tensos. Si bien nos irritaba a veces, había de reconocer que tenía su gracia.

Circula por las historias de los congresos que había un cirujano cardiotorácico que, siempre que la ocasión lo permitía (cenas u otras reuniones distendidas con colegas), presumía de que su trabajo era el más antiguo de la historia de la humanidad. Esto lo justificaba con la cita bíblica del Génesis en la que se describe la creación de Eva, y la cual no dejaba de recitar a sus asombrados oyentes: «[...] mientras este dormía, le sacó una costilla, y cerró la herida. De la costilla que había quitado al hombre, Dios hizo una mujer y se la presentó al hombre...». Así pues, para nuestro entrañable protagonista, la profesión de cirujano cardiotorácico era la más antigua de la historia, puesto que las cirugías de las costillas son de su competencia profesional. La historia tenía buena aceptación y todos acababan aplaudiendo su ocurrencia. Pero una vez coincidió en la misma mesa con un anestesista, y este, al oír su leyenda, no dudó en rebatir su teoría y desmoronarla como un castillo de naipes: «Eso que cuenta, querido colega, está muy bien», dijo a nuestro cirujano bonachón, «pero se ha olvidado de que la cita comienza de la siguiente manera: "Entonces Dios hizo que el hombre cayera en un sueño profundo, y mientras este dormía...". Así pues, querido colega cirujano, no queda ninguna duda de que la profesión más antigua que existe es la de anestesista, y no la de cirujano torácico».

En una intervención, quien está operando es el responsable de lo que sucede en el quirófano. El director de orquesta. El jefe de la sala. Conforme transcurre el procedimiento, es quien debe tomar las decisiones si la situación se sale de la norma establecida. Marca los ritmos y es quien decide si estamos en una fase delicada y se requiere de un período de concentración máxima de todo el equipo, o por el contrario se está afrontando una fase más relajada que permite cualquier tipo de conversación. Muchas personas me han preguntado si es cierto que en el quirófano hablamos de fútbol o contamos chistes. Pues sí, en efecto, hay fases de una cirugía que lo permiten, y que hacen que te puedas relajar un poco sin perder la tensión y la concentración en lo que estás haciendo. Aunque pueda parecer lo contrario, hay partes rutinarias en las que se puede hablar de cualquier tema sin alterar el ritmo o la precisión. Si en el imaginario popular se cree que nos pasamos toda la cirugía de jolgorio, eso está muy lejos de ser cierto. En la mayoría de las ocasiones, el equipo está pendiente de sus funciones.

El cirujano debe intentar siempre generar un buen ambiente. Es él quien marca la pauta, y puede bromear para quitar dramatismo siempre que lo considere oportuno. Son situaciones en las que la experiencia te dice que provocar una situación cómica, breve, tiene un efecto positivo porque desentumece los músculos, baja la tensión generalizada y permite retomar la labor con más relajación.

A veces una carcajada generalizada es positiva y genera unión entre el equipo. No estoy a favor, por supuesto, de que una intervención tenga que convertirse en una romería, o que el cirujano tenga que comportarse como un monologuista que encadena unos chistes con otros. Pero tampoco tiene que ser un funeral. Hay cirujanos que no varían ni un ápice su actitud de principio a fin y que no interaccionan con las personas que están muchas horas a su lado. Es su manera de trabajar y es respetable. Pero si se trabaja con alegría y sin mal ambiente alrededor, mucho mejor. No hay situación que resulte más desagradable y peligrosa que una cirugía que se desarrolle en un ambiente gélido, ya sea por rencillas entre los propios miembros del equipo o por otras circunstancias que alteran la harmonía.

Además del cirujano principal, hay una figura muy importante. Se trata del cirujano que actúa como ayudante. Si bien hay intervenciones que un cirujano puede llevar a cabo solo, las guías de buena práctica de las diferentes especialidades, y el sentido común, dictan que sean dos los cirujanos quienes intervengan a un paciente, tal y como sucede en los aviones, donde el piloto asume la responsabilidad y el copiloto acompaña, aconseja y supervisa tanto las decisiones como el manejo de los mandos de su compañero (pudiendo asumir el control del aparato en caso de necesidad). Ambos mantienen el mismo objetivo: que el pasaje llegue con seguridad a destino. Si bien en cirugía la motivación de los cirujanos es la misma que la de los pilotos, si lo pensamos fríamente, hay una diferencia significativa, puesto que si la cirugía va mal ambos cirujanos se irán a casa igualmente, mientras que si el avión se estrella los dos pilotos fallecerían con el pasaje. Por esa razón, siempre he pensado que debería valorarse aún más la profesionalidad de todos los que estamos involucrados en cirugías, porque lo damos todo y nuestro trasero siempre está a salvo.

Entre el cirujano y su ayudante suele haber buena sintonía. La pareja puede estar compuesta por dos profesionales con la misma experiencia, o puede que uno de ellos tenga más que el otro, como sucede cuando un residente ayuda a un cirujano más avezado. El Dr. S. siempre me decía que «el sitio donde más se aprende es en el lado del ayudante», y tenía razón. Me lo decía cuando yo aún estaba aprendiendo y, a veces, ansioso como estaba yo porque me dejasen operar más, me sonaba a excusa por su parte. Pero, con los años, descubrí que su afirmación tenía toda la lógica del mundo. Quien ayuda tiene una función muy importante en cirugía, y esta consiste en supervisar que el cirujano no se equivoca (no por falta de interés, sino porque algún detalle le ha pasado desapercibido, o no ha visto bien algo que se ve mejor desde el otro lado), y exponer bien las diferentes estructuras anatómicas para evitar lo anterior. Sin una buena exposición es imposible hacer una buena intervención, y el ayudante es clave en este asunto.

Puede suceder que el ayudante sea más experto que quien opera, como sucede cuando el residente opera bajo supervisión. En este caso, el ayudante tiene la responsabilidad de lo que está sucediendo. Se llama responsabilidad *in vigilando*. El cirujano joven deberá seguir las recomendaciones de su tutor, que deberá estar presente en todo momento durante el procedimiento. Enseñar a alguien a operar no es tan sencillo como parece. Es como si estuvieras dirigiendo unas manos que no son tuyas, pero con la misma responsabilidad. Requiere de paciencia y de buena actitud por ambas partes, porque nadie nace enseñado y todos hemos tenido nuestra primera vez. El éxito de nuestra formación sanitaria se basa también en que los profesionales sanitarios nos comprometemos a formar a quienes nos van a sustituir en el futuro, y que esta sea una enseñanza diaria y de calidad. Es lo que se llama la formación continuada.

Como en todos los colectivos y profesiones, en una determinada intervención pueden juntarse dos cirujanos que no tienen sintonía. Puede darse el caso de que ni se hablen. ¿Alguien puede imaginar que sea posible? ¿Pueden dos pilotos llevar un avión sin dirigirse la palabra? Era yo muy joven cuando coincidí en el quirófano por primera y única vez con los doctores C. y Z., dos cirujanos que se odiaban. Nunca los vi saludarse siquiera por la mañana, aun perteneciendo al mismo servicio de cirugía cardiaca. Por razones que no recuerdo, aquel día solo estaban ellos dos, así que se vieron obligados a compartir una intervención, con mi cándida presencia entre ellos. El aire se cortaba a cuchillo y ninguno de los que estábamos allí éramos ajenos al odio que ambos desprendían hacia el otro. El Dr. Z. pidió el bisturí e inició la cirugía. Conforme avanzábamos, Z. ejecutaba los gestos protocolarios y C. se limitaba a hacer lo mínimo posible para que la intervención siguiera su curso. Enseguida, Z. comenzó a impacientarse porque su ayudante mantenía una parsimonia desesperante y siempre tardaba uno o dos segundos en acompañar a su colega, cuando lo normal hubiera sido que C. agilizase el proceso para darle dinamismo. Transcurrió una hora, y Z., harto de la manifiesta indiferencia de su colega, optó por una nueva estrategia: «¿Qué opina Dr. C, cree que debo cortar por aquí?». Por supuesto que Z. no necesitaba de su opinión, pero quería ponerlo en evidencia. «Eso usted sabrá, que es quien está operando», repuso el otro, con voz profunda, digna del mejor contrabajo. Aquello resultaba chocante para todos: se conocían desde hacía mil años y se hablaban de usted de repente. El Dr. Z. repitió la misma jugada seis o siete veces, obteniendo la misma respuesta sin variar una palabra. Aquello comenzó a resultar cómico, y así nos lo pareció a todos los que asistíamos a aquel combate ridículo e infantil. Nuestras arrugas en los ojos delataban que sonreíamos por debajo de la mascarilla ante aquel espectáculo de dos cirujanos hechos y derechos peleándose en el patio del colegio. Las horas pasaron y la intervención seguía su curso de manera rutinaria, que es como deben ir las cirugías. De pronto me di cuenta de que, a pesar de aquel bochornoso espectáculo, el trabajo estaba saliendo adelante, y de manera positiva. Por alguna razón, a pesar de su manifiesta aversión recíproca, a pesar de no destensar la cuerda, ninguno de ellos hubiera sido capaz de hacer nada que pusiera en peligro al paciente. Debajo de toda aquella capa de ofuscación y de la animadversión que les separaba, subyacía la figura de dos profesionales que no podían dejar de lado una de las reglas que un cirujano tiene grabada a fuego en su conciencia profesional: *ante todo, no hagas daño*. Se trataba de ponérselo difícil al contrario, pero no imposible. La intervención finalizó sin incidencias. Nunca más se volvieron a hablar, ni tampoco se dijeron adiós cuando uno de ellos fue despedido y se marchó para trabajar en otro hospital, circunstancia en la que, como supe después, el otro tuvo mucho que ver.

Si hay una presencia fundamental en el campo quirúrgico, esta es la de la enfermera instrumentista.[2] Hay una frase típica de los cirujanos que define muy bien la labor de esta profesional: «Una buena instrumentista es aquella que te pone en la mano aquello que necesitas, y no lo que has pedido». Es una máxima que lleva implícito el hecho de que ella está siguiendo tu intervención, conoce los pasos y se adelanta a tus necesidades como si leyera tu mente. Como es lógico, esto sucede con más frecuencia en las fases de la intervención más rutinarias, porque ellas no leen nuestros pensamientos y, por tanto, no saben qué queremos hacer en cada momento. Cuando existe química profesional entre ambos, todo fluye a una velocidad mantenida. El Dr. C. fue quien me enseñó que siempre había que pedir a la instrumentista la pieza que ibas a necesitar a continuación mientras concluías el movimiento anterior, para ganar tiempo. Por ejemplo, si estás cortando algo y lo siguiente que harás será coser, mientras estás con la tijera en la mano le vas pidiendo la sutura que vas a usar después. En su caso no solo se limitaba a pedir la sutura, sino que especificaba incluso el calibre de esta, el tipo de aguja y cómo la quería montada en el portaagujas. De este modo,

2. He optado por las fórmulas genéricas «enfermera», «cirujano», «médico», «instrumentista», etc. según han ido surgiendo en el relato y sin ninguna intención de obviar el lenguaje inclusivo, u ofender a ningún colectivo profesional (a los cuales respeto profundamente), sino para agilizar la lectura.

cuando acababa de cortar, con solo extender la mano la instrumentista se le colocaba en la palma para que lo agarrase. La intervención resultaba muy dinámica y mucho más corta. Es como si cuando corres en un *rally*, el copiloto cantara cómo van a ser las curvas que te vas a encontrar. Si lo hace con precisión avanzarás rápido. En nuestro caso, si en el vehículo viaja un copiloto que no sabe el recorrido, o el piloto no responde, el resultado no es bueno y la cirugía se enlentece.

La labor de los instrumentistas de quirófano no solo consiste en atender a nuestros pedidos, sino también en mantener el instrumental ordenado, puesto que cada pieza debe quedar colocada en orden después de cada uso, para que pueda ser otra vez fácilmente localizada. De lo contrario, a los diez minutos andaríamos buscando el material en un batiburrillo de instrumentos. El orden es imprescindible. Sería imposible mantener el ritmo de la cirugía sin saber dónde he dejado la pinza, el bisturí, la tijera, etc. Muchas veces he comentado con las instrumentistas con las que ya tenía confianza que las admiraba por el aguante, la perseverancia, el orden y, sobre todo, el amor que profesan a nuestra profesión. Los cirujanos recibimos las medallas cuando las cosas van bien, pero sucede gracias a ellas, que nos ayudan durante horas sin fin. También les he comentado en alguna situación que yo nunca hubiera sido capaz de desempeñar esta tarea, que me parece, muchas veces, ingrata. En ocasiones reciben la frustración del cirujano en forma de contestación fuera de tono y, lejos de sentirse agraviadas, comprenden que es fruto del fallo de quien está operando y no del suyo. Cuando no instrumentan, las enfermeras de quirófano se convierten en «enfermeras circulantes». Si no hubiera nadie alrededor del campo quirúrgico con esas funciones, quienes estamos operando no podríamos acceder al material que se va necesitando porque no podemos tocar nada que no se encuentre en ese campo. Ellas lo abren y lo dejan caer cuidadosamente en la mesa del instrumental evitando que se infecte.

Cerca del campo quirúrgico se coloca la máquina de CEC lo suficientemente cerca para que lleguen las cánulas que conectan al enfermo. A los mandos se sitúa una «enfermera perfusionista» que controla el flujo de la sangre que circula por el paciente mientras el corazón está detenido. Básicamente, dirige los mandos del corazón artificial al que está conectado y su labor es, también, de alta responsabilidad. Sin su figura no podrían hacerse la mayor parte de nuestras intervenciones. Es muy importante, también, que exista confianza y comunicación, como sucede con el anestesista. El cirujano, el anestesista y el perfusionista han de caminar en la misma dirección y en sintonía. De lo contrario, las cosas pueden complicarse.

Hay más personas que pueden estar presentes en el quirófano, siempre y cuando tengan la adecuada autorización. No es bueno que en la sala operatoria se arremoline personal que no está involucrado en el caso, ni que las puertas se abran y cierren sin un motivo justificado (no son condiciones adecuadas para preservar la asepsia de la intervención, y puede ser motivo de distracción de quienes están interviniendo). Si hay una regla que se debe aprender al entrar por primera vez en el quirófano, es que se debe respetar al máximo el procedimiento y a quienes lo llevan a cabo. No se debe interrumpir ni hablar a no ser que sea necesario, y no se debe tampoco deambular sin sentido poniendo en peligro la asepsia del campo quirúrgico.

Los estudiantes sí están autorizados a asistir a las cirugías. No hay otra manera de aprender. Recuerdo la primera vez que vi una cirugía cardiaca, pero no las sensaciones que me produjeron. Ahora, ya estoy tan acostumbrado que solo puedo revivir tales emociones a través de los estudiantes que nos visitan. Qué mejor manera de honrar a tu profesión que mostrarla a quienes nunca se imaginaron cómo sería. Es una buena manera de incentivar a aquellos que aprenden, y de que algún día puedan seguir tus pasos. Cuando era estudiante, en las prácticas de ginecología, no me hicieron ningún caso. Sentía que no me querían ahí. Que era un estorbo. Algún elemento de ese servicio llegó a decir, incluso, que no le pagaban para tener que ocuparse de estudiantes. Como resultado, nunca le tuve aprecio a esta especialidad. No sucedió lo mismo en otras, donde las explicaciones y el cariño con el que nos recibieron hicieron que nos sintiésemos interesados por ellas más adelante. Tal y como te traten cuando visitas a un grupo, así te apasionarás por su trabajo, ya sea en cirugía o en cualquier otro colectivo profesional. Hay muchos que nos visitan y que te dicen abiertamente que no les gusta la cirugía y que están ahí por obligación académica. Eso no tiene por qué ser un problema en absoluto, porque sabemos que les viene bien para su formación global. De la misma manera que un cirujano receta analgésicos, ¿acaso no puede un médico de familia dar unos puntos de sutura en una herida superficial? Todo cuenta y un buen profesional debe abarcar la mayor autonomía y conocimiento posible.

Estoy a favor de los estudiantes en nuestras cirugías y, en la medida en la que la labor lo permite, intento explicarles lo que estamos haciendo. Si tienen algo de experiencia, les dejo que se laven y que metan las manos. Es una gran responsabilidad, puesto que son inexpertos y pueden cometer errores, como tropezarse o tocar lo que no deben. Nunca he tenido malas experiencias, pero recuerdo un alumno que, en medio de la cirugía, enfundado con guantes estériles, de repente se rascó la nariz con la mano enguantada. Nos dimos todos cuenta de inmediato (cómo no, puesto que a lo largo de los años generas un radar para todas aquellas cosas extrañas que de repente pueden pasar mientras operas), y le pedimos que abandonase su puesto. Él quedó muy avergonzado, así que intentamos no darle más importancia; tampoco se trataba de generar un trauma al muchacho que, sin duda, acababa de aprender lo que no hay que hacer en un quirófano. Yo les digo a los estudiantes que la regla más importante en el quirófano es la honestidad. Que si te equivocas es mejor decirlo, por dos motivos. El primero, porque estamos hablando de un ser indefenso, dormido, que no tiene la culpa de nuestros errores. El segundo, porque ellos están en fase de generación de una carrera profesional, y esta debe, desde el inicio, fundamentarse en el respeto y la confianza de los otros profesionales que te rodean. Y si tú te tocas la nariz y no dices nada por vergüenza o por miedo a que te riñan y alguien lo ve, y comprueba que no te retiras para volverte a lavar, en ese momento entras en descrédito e incurres en una falta de confianza que puede ser irreparable. En un quirófano somos obsesivos con la asepsia y tenemos cierto recelo con la gente que no es profesional asiduo.

Todos quedan fascinados la primera vez que tocan el corazón de alguien; cuando notan cómo se mueve acompasado, con automatismo, y con un vigor que sorprende al novato por lo insospechado de su potencia. Hay cirujanos a los que no les gusta que haya alumnos en sus cirugías porque les interrumpe la concentración o porque simplemente son de ese tipo de profesional que, cuanto menos gente alrededor, mejor. Bien, hay que respetarlo. Los estudiantes en las intervenciones siempre han acompañado a la historia de la medicina. Hoy en día, la modernización y la tecnología permiten asistir por vídeo, sin estar presente de manera física, limitando el número de aforo y mejorando la seguridad. Eso no significa que no puedan acceder al quirófano de manera presencial.

La primera vez que estás en un quirófano puede resultar muy desagradable. El bisturí aplicado al músculo y a la grasa del paciente desprende un olor que recuerda a cualquier parrillada de carne, solo que en este caso es carne humana y ese detalle te revuelve la tripa. Es normal que un estudiante que entra por primera vez note que las piernas le flojean y que llegue a desmayarse. Es tan habitual, que tenemos mecanizado avisar siempre antes de que entren en el quirófano. «Al primer síntoma de calor o debilidad es mejor que salgas», les aconsejamos. Recuerdo una alumna muy interesada en la intervención que llegó a desmayarse dos veces por la intensidad y la emoción de lo que estaba viviendo. Lejos de arredrarse, su interés era tal que, cada vez que perdía el sentido se recuperaba y volvía a colocarse bien cerca para observar. Grandes cirujanos de la actualidad se desmayaron la primera vez que entraron en un quirófano. El ser humano se caracteriza por la compasión y la empatía, y es lógico que afloren estos sentimientos ante un semejante que está desnudo e indefenso, con el cuerpo abierto y su interior expuesto al cielo. Paciente y cirujano están hechos del mismo material.

CAPÍTULO 6

UNO DE LOS NUESTROS

> «Quienes estén junto al paciente deben exponer la parte que se va a operar como parezca correcto, y mantendrán el resto del cuerpo recto, en silencio y atentos a las órdenes del cirujano.»
>
> HIPÓCRATES, 460-377 A. C.

Cuando eres niño te asaltan con frecuencia con la misma pregunta: «¿Qué vas a ser de mayor?». Algunos lo tienen claro, como Ray Liotta al principio de la película *Uno de los nuestros* (Martin Scorsese, 1990), que confiesa al espectador, en voz en *off*: «Desde que puedo recordar, siempre quise ser un gánster». Si le preguntas a cualquier persona, unos te dirán que siempre lo supieron, y otros que dieron tumbos hasta que encontraron su camino. Yo, en cambio, desde que puedo recordar, siempre quise ser cirujano.

También recuerdo el día que decidí la que sería mi especialidad dentro de la cirugía. En la radio local entrevistaban a unos recién licenciados en Medicina. El locutor les preguntaba cuál sería la rama médica a la que se dedicarían en el futuro, y los tres respondieron de la misma manera: querían ser cirujanos cardiacos. Yo no lo sabía, pero aquella era la época dorada de la cirugía cardiaca: los doctores Josep María Caralps y Josep Oriol Bonín acababan de realizar en Barcelona el primer trasplante cardiaco con éxito, y las intervenciones valvulares y coronarias cada vez eran más frecuentes y exitosas. Por el discurrir del programa y los comentarios de los entrevistados, resultaba evidente que era la especialidad de moda. Me impresionó el entusiasmo y firmeza con el que aquellos nuevos médicos estaban decididos a seguir esa rama de la cirugía. Sin saber nada de medicina, entendí que su decisión se debía a que era la especialidad más moderna y desafiante. ¡Operar corazones! Sonaba difícil y de gran responsabilidad y parecía la más adecuada para mí, convencido como yo estaba entonces de que había siempre que escoger lo más complicado para progresar en la vida. Así que, ese día, pegado a la radio, decidí qué especialidad sería la mía. No importaba lo que me fuese a costar. Aquello se me metió en la cabeza y ahí se mantuvo para siempre. Si hubiese sabido el largo camino que me esperaba por delante a partir de ese momento, no sé si hubiese cambiado de opinión. A veces me lo pregunto todavía.

Ser cirujano cardiaco no es fácil. No me refiero a llegar a obtener el título de especialista, que no lo es, sino al hecho de serlo. El Dr. F. siempre decía que era un trabajo muchas veces ingrato y lleno de sinsabores. Y no le faltaba razón, como demuestra la historia de la propia especialidad. Si bien hoy en día las intervenciones llevan al paciente a la recuperación con un porcentaje bajo de complicaciones, los inicios de la cirugía del corazón fueron desalentadores. Era la crónica de cirujanos que desafiaban las reglas establecidas hasta la época y que se adentraban en un mundo prohibido y desconocido. Al principio todos los pacientes fallecían porque cualquier intento de abrir el corazón en vivo suponía una hemorragia intratable. Se dice que uno de los padres de la cirugía general, Theodore Billroth, afirmó en un congreso en Viena a finales del siglo XIX, que «todo aquel [cirujano] que osase operar el corazón podía estar seguro de perder para siempre la consideración del resto de sus colegas». También el cirujano Stephen Paget manifestó que «la cirugía del corazón había alcanzado los límites que señala la naturaleza y que ningún método o descubrimiento evitarían las dificultades naturales que plantea una herida de corazón». Si bien la mayor parte de los órganos del cuerpo se operaban con mayor o menor éxito, el pecho era territorio prohibido e inexpugnable para el cirujano. Hasta que en 1896 todo cambió para siempre. En Fráncfort, el cirujano Ludwig Rehn suturó, con éxito, una herida penetrante de corazón en un joven que había sido apuñalado. En vez de aplicar los tratamientos habituales de la época para este tipo de heridas, Rehn abrió su tórax y suturó la herida del corazón salvándole la vida. El *santa sanctórum* había sido finalmente conquistado.

Con los años se fueron inventando diversas intervenciones cardiacas cuyo objetivo era aliviar la enfermedad, más que curarla. En pacientes con válvulas cardiacas estrechadas (que acaban provocándoles insuficiencia cardiaca), el cirujano abría el pecho y agrandaba el defecto introduciendo su dedo a través de este. El riesgo era muy grande porque las intervenciones se llevaban a cabo siempre bajo el mismo hándicap: el corazón permanecía bombeando sangre y el paciente podía desangrarse en segundos. Con la invención de la máquina de CEC en 1953, todo cambió, marcando un hito de la medicina y el inicio de la cirugía cardiaca como especialidad. Ya se podía parar el corazón y recuperar la sangre que antes se perdía irremisiblemente.

Unos quince años después de aquel día en que escuché en la radio la entrevista a los recién licenciados en Medicina, me encontraba yo en Portugal, a punto de entrar por primera vez en el que sería el hospital donde me formaría como especialista. Por aquel entonces, la cirugía cardiaca como la conocemos ahora contaba, tan solo, con menos de cincuenta años de vida. En el momento de escribir estas líneas, setenta y uno.

Mi primer día fue abrumador: a las dificultades propias de quien no conoce el idioma, se unía el desconocimiento práctico sobre la especialidad. Tras las presentaciones de rigor, no hubo tiempo para distracciones y me condujeron al quirófano de inmediato. No era la primera vez que veía una intervención cardiaca, puesto que había sido alumno interno de cirugía cardiaca cuando era estudiante, pero aquel primer día de residencia todo me fascinó tanto como la primera vez. ¡Estaba aún más convencido que nunca de que yo quería hacer eso mismo! Desde ese primer día (del que solo queda ya un vago recuerdo), hasta el último de mi formación, he dedicado todo mi esfuerzo en aprender lo más posible sobre mi especialidad, la cual me sigue pareciendo la más increíble de todas.

Mi período de residencia me formó como cirujano, pero también como persona. Podría decirse que entró un niño y salió un hombre. En el camino encontré a muchos cirujanos compañeros que se preocuparon por mi formación; unos más, otros, quizá, menos, pero todos dejaron su impronta en mi carácter y mi desempeño actual. Hoy en día muchas veces estoy operando y recuerdo los consejos que me daban: «No vayas por ahí», «ten cuidado con esta estructura delicada». Siempre les estaré agradecido a todos, así como al resto de personal sanitario que trabajó conmigo durante esos años. Soy lo que soy, muy en parte, gracias a ellos.

¿Cómo se forma un cirujano? La respuesta es sencilla: con pasión y con trabajo diario. Además de muchas horas en el quirófano, debe haber también una buena formación teórica, que es algo que algunos cirujanos olvidan, más obsesionados por operar que por estudiar. Mis primeros años fueron duros, puesto que no estaba capacitado para hacer nada en el quirófano. No estoy sugiriendo que en otras especialidades quirúrgicas sea más fácil instruirse porque las cirugías son menos complejas, sino que no es lo mismo aprender a operar una apendicitis que a cambiar una válvula cardiaca. En el primer caso, un residente puede conseguir autonomía para llevarla a cabo en unos meses, pero en el segundo, el paso de aprendiz a cirujano se produce de manera lenta y después de muchos años observando cómo lo hacen los otros.

¿Un cirujano nace o se hace? Los periodistas adoran ese tipo de preguntas. Es frecuente que se la formulen a los músicos, actores, escritores, o a otras personas con oficios en los que la creatividad es uno de los rasgos preponderantes de sus capacidades. ¿Cómo responderla en relación con mi ámbito de trabajo? Hay cirujanos que nacen con una buena habilidad manual, que usan el instrumental de manera rápida y elegante, y que realizan suturas de precisión milimétrica. Sin embargo, hay virtuosos del bisturí que resultan poco eficaces porque no saben dónde cortar y dónde suturar. A lo mejor es preferible que la habilidad manual no sea tan excepcional y, a cambio, el cirujano atesore sentido común y conocimiento teórico. Se puede nacer hábil, pero no se nace sabiendo. Pablo Picasso dijo: «Que la inspiración te coja trabajando», un aforismo con el que no puedo estar más de acuerdo. Un virtuoso del violín no llegará a ser una primera figura si no ensaya y, sin embargo, se podría dar el caso de que alguien llegase a convertirse en un gran violinista (eso sí, con mucho trabajo). En cuestiones quirúrgicas, la destreza con el instrumental es algo que se entrena y, cuanto más lo hagas, mejores resultados obtendrás. Ahora bien, para ser un fuera de serie ha de combinarse el virtuosismo con el trabajo duro. Son pocos los que tienen la posibilidad de concentrar ambas características. Muy pocos son los elegidos, ya sea en cirugía o en cualquier rama del conocimiento, de las artes, o de la ciencia.

Durante mis años como residente, mi labor no solo se circunscribía a pasar horas y horas en quirófano. En nuestro servicio existía una filosofía de trabajo por la que nos ocupábamos también del cuidado de nuestros pacientes recién intervenidos. Es decir, si en algunos centros los pacientes que salen de quirófano son ingresados en la UCI y quedan a cargo de los médicos intensivistas, en donde yo me formé, éramos los cirujanos los que hacíamos de intensivistas de nuestros propios pacientes. Con esta tesitura, no me quedó otra que aprender también sobre cuidados intensivos. Mis superiores fueron implacables en ese sentido, y creían que así debía ser para mi formación, puesto que también así había sido con la de ellos. Es más, el Dr. Z., el mayor responsable de mi formación, me dejó muy claro que no empezaría a operar hasta que no supiera llevar bien los pacientes en la UCI. Así que un día me pusieron encima de las manos un busca y un protocolo de la UCI escrito por otro cirujano que ni siquiera estaba ya en el servicio, y me dejaron solo al cuidado de todos los pacientes, con apoyo telefónico para dudas, eso sí.

En mi primera guardia estaba muerto de miedo. Tumbado en la cama de la habitación del cuarto del médico, cerraba los ojos e imaginaba que me venían a buscar corriendo porque alguien había tenido una parada y había que reanimarlo. De madrugada escuchaba las alarmas de los ventiladores y de los monitores y rezaba para que las enfermeras no me llamasen. Sabía que iba a pasar, era cuestión de tiempo, pero no quería que fuese esa misma noche. Era inevitable: en algún momento llegaría mi primera parada cardiaca. Y no sabía si estaba preparado o no. En la gran sala de la UCI, donde estaban todos los pacientes intubados, la responsabilidad me abrumaba. De vez en cuando las alarmas de los monitores saltaban y yo me iba hacia otra dependencia con miedo de que la enfermera me preguntase algo que no supiera responder. Aquella noche consulté el reloj cientos de veces. Conté los minutos y las horas. A cierta hora de la madrugada el cansancio propio del estrés me venció. Desperté sobre las siete de la mañana con una gran sensación de alivio. Sabía que a esa hora ya estarían mis adjuntos llegando al hospital y que si hubiese un problema a partir de ese momento ya podría apoyarme en ellos. O, mejor dicho, ellos podrían solventarlo.

La sensación de terror fue disminuyendo conforme avanzaron mis días de guardia, en parte gracias al apoyo de los doctores P. y S., quienes siempre estaban disponibles al teléfono para solventar mis dudas. Poco a poco fui cogiendo soltura y, también, de forma progresiva, me fui ganando la confianza de todo el personal sanitario. Durante los siguientes meses se sucedieron las situaciones aciagas a las que yo tanto miedo tenía (paradas cardiacas, complicaciones de los pacientes intervenidos de diversa índole), las cuales fui afrontando con el apoyo de mis compañeros, y más tarde con más autonomía. Se trataba de un aprendizaje duro e intenso, pero era el que era en aquellos tiempos. Hoy en día no se expone tanto a los residentes, pero a mí me tocó aprender de esta manera que relato.

Pasaron los años y yo ya estaba muy desenvuelto en la UCI. El busca de guardia fue sustituido por un teléfono móvil, como testimonio de que la innovación transcurre inexorable y paralela al devenir de la vida. Mi mayor soltura con los pacientes postoperados se reflejó en el quirófano, donde ya me dejaban hacer más cosas. Nuestras intervenciones de cirugía cardiaca podemos dividirlas en cinco fases: «Abrir», «entrar en CEC», «la parte noble», «salir de CEC» y «cerrar». Los títulos de la primera y la última fase son comprensibles por sí mismas. Entrar y salir de

CEC hacen referencia a la colocación de las cánulas que nos permiten derivar la sangre del paciente a la máquina de CEC y que, a su vez, nos permite realizar la parte noble, o parte principal, que es la que realmente el paciente precisa (implantación de prótesis cardiacas, derivación coronaria, sustitución de aorta, etcétera).

El entrenamiento quirúrgico no es fácil. El residente empieza ayudando en todas las cirugías. No tiene derecho a quejarse, ni a sentir cansancio. Se coloca junto a los cirujanos y la instrumentista, y mantiene la compostura durante horas, evitando en lo posible molestarlos. Es dueño del aspirador y lo utiliza cada vez que así se lo requieren para mejorar la exposición del campo quirúrgico. Recuerdo muchos momentos de estar en una posición incómoda, viendo como pasaba el tiempo, cuestionándome si aquello era lo que yo realmente quería para mi vida. Se requiere mucha determinación y confianza para aguantar esa fase inicial del entrenamiento. Es una época dura y no son pocos los que acaban desistiendo y cambian de especialidad.

Mucho tiempo después, empiezas a ser visible en el quirófano. Un día te dejan coger el bisturí, haces tu primera incisión, y luego vuelves a tu puesto de ayudante. Otro día te dejan hacer un poco más. Las oportunidades se suceden. Pequeñas migajas a las que te lanzas como un pájaro hambriento. Poco a poco, empiezas las cirugías de otros cirujanos, y luego abres y cierras hasta que dominas estas dos fases. Luego transcurren meses en los que entras y sales en CEC en los pacientes de los demás, y no es hasta años después cuando, un día, el cirujano al que ayudas te dice que te cambies de lado y que hagas tú la fase noble. Y otro día, el que menos te lo esperas, después de años de esfuerzo y trabajo, haces tu primera cirugía entera. De piel a piel. Te emocionas, sientes que todo el esfuerzo ha valido la pena; te sientes cirujano y amas tu especialidad como nunca pensaste que lo harías. Miras a tus superiores y ahora te parecen más compañeros que nunca, y menos profesores. Te crees que lo has logrado. Que eres uno de ellos.

Tu primera cirugía suele ir siempre bien, y te sientes un fenómeno. Pero serás un iluso si piensas que te van a elogiar como en una película romántica de sobremesa. Ellos, tus adjuntos, ya han pasado por ello y no sienten ninguna emoción porque haya otro residente que se crea ya cirujano. Ya están ellos para bajarte del pedestal: «No te pienses que esto va a cambiar nada», me dijo a mí el Dr. Z. cuando supo que había hecho mi primera cirugía, ayudado por el Dr. S. Recuerdo que su comentario me sentó bastante mal. Conocí a un residente que había acuñado un título para ese tipo de actitud medio represiva que los cirujanos veteranos adoptan para con los residentes más jóvenes que comienzan a despuntar. Lo llamaba «la depresión controlada», una técnica que, según él, aplican por tres razones: *a*) para que no nos pensemos que lo que hacen ellos es demasiado fácil, *b*) para que no pidamos que nos dejen operar más y, sobre todo, *c*) para que nos mantengamos callados en nuestra posición servil de residente, tan útil para ellos.

Un día, el Dr. S me dejó hacer, por primera vez, parte de la cirugía coronaria de un paciente (la parte noble). Me pilló por sorpresa cuando me soltó sin venir a cuento: «Cámbiate de lado y hazlo tú», pero estaba preparado y me salió bordado. «¿Qué te ha parecido?», me preguntó S. cuando regresamos a nuestros lugares correspondientes, él en el lado del cirujano y yo en el del ayudante. «Pues me ha parecido fácil», dije yo, ingenuo de mí. Se quedó callado y finalizamos la intervención sin más historia, pero nunca más me volvió a dejar hacer nada de la parte noble de ninguna otra cirugía ese año. No podía entender por qué, si me había salido muy bien. Cuando un día se lo conté en plan confidencial al Dr. O., este prorrumpió en una sonora risotada, como era su costumbre, y me dijo que había sido estúpido al decirle a S. aquello. Luego me aseguró que yo era muy inocente y que tenía que aprender mucho aún, lo cual era evidente para mí. Unas palabras que, en vez de a «consejo de un amigo preocupado» sonaban más a una maniobra más del manual de «cómo ejecutar la depresión controlada».

La formación en cirugía se asemeja a la que recibe un militar. O a cualquier organización que mantiene una jerarquía bien establecida, como pueden ser la de los gánsteres. Al principio eres el chico de los recados, como Ray Liotta en *Uno de los nuestros*, y luego vas progresando con el tiempo. Cuando eres residente es igual. En ti siempre cae alguna tarea y es difícil que te puedas evadir. Si algún cirujano se ha quedado sin ayudante porque todos se han ido el viernes por la tarde, te sugieren que te quedes. No te lo ordenan, no es necesario. Y tú te quedas, porque sabes que la única manera que hay de pasar por el aro y que un día te consideren como uno de ellos es demostrando interés en todo momento. Casi nunca podía librar en Navidades, ni en los festivos largos, y en la elección de las vacaciones, mis opciones siempre eran las que nadie quería. Encadenaba guardias con días de quirófano y llegaba exhausto a mi casa, donde no me apetecía nada más que meterme en la cama. Si bien hoy en día el descanso después de veinticuatro horas de trabajo está más regulado, en aquella época nada de esto se tenía en cuenta, porque se consideraba que el endurecimiento del residente era crucial en su formación. El propio Dr. Z. llegó a decírmelo con estas mismas palabras: «Es bueno para que te curtas», afirmaba cuando me ponía a operar al día siguiente por la tarde después de una guardia infernal el día anterior.

Alguna vez se me pasó por la cabeza desistir, pero eran pensamientos que eliminaba de mi cabeza al instante. Durante mi primer año, un día, pedí una reunión al Dr. F. porque necesitaba un día libre para un asunto personal importante. Nada más cerrar la puerta del despacho y sin dejarme hablar me soltó: «Ya sé qué vienes a decirme; que lo dejas, ¿verdad? Que no aguantas y que quieres dejarlo». Me dejó de piedra. Primero me reproché que mi actitud hubiese sido poco convincente hasta entonces como para que él hubiera podido pensar aquello, pero, enseguida, decidí que aquello era señal de que tenía que trabajar más duro aún. Me juré que le iba a demostrar a F. y al resto que estaban todos equivocados y que yo iba a conseguir ser cirujano por encima de mi cadáver. Hoy pienso en ello y me produce una sonrisa condescendiente, pero entonces me provocó mucha irritación.

Cada momento de debilidad me hizo más fuerte y me permitió crecer como persona. Esta sensación que describo la tienen todos los residentes de cirugía del mundo a diario. Pasan más horas en un quirófano que en ningún otro lugar, y solo desean una cosa con todas sus fuerzas: llegar a ser cirujanos. La mayor parte lo consiguen, generándoles una impronta que perdura hasta el resto de sus días. Otros no alcanzan el objetivo, y desisten porque no quieren verse envueltos en una especialidad tan dura como la nuestra. Pero tiene que ser así: se trata de un trabajo exigente y la formación tiene que serlo también.

Por aquel entonces, en nuestro servicio solo había una cirujana. Por determinados conflictos que tuvo con la dirección del servicio, y que no vienen al caso contar, nunca operaba. Solo una vez la vi en el quirófano ayudando, un día que no había nadie más. El resto del tiempo lo pasaba en la planta de hospitalización o, simplemente, no haciendo nada, cumpliendo el horario, en un ostracismo profesional que no le deseo ni a mi peor enemigo. Ella solía decir que la cirugía cardiaca era machista, y que a las mujeres no se les permitía que se formasen con garantías. Que los hombres argüían que aquello era una profesión excesivamente dura como para que una mujer aguantase, o que era impensable que una cirujana embarazada pudiese aguantar cinco horas de pie operando. Seríamos injustos con la historia si negásemos que a las mujeres se les ha impedido de manera absurda y compulsiva la entrada a muchas profesiones. En cuestiones de cirugía, no soy consciente de que se haya producido esta situación de manera deliberada (casos habrá habido, por supuesto, en tiempos pretéritos). Con el paso de los años, las mujeres han ido incorporándose a nuestra especialidad de manera progresiva y, en la actualidad, ambos sexos conviven sin más complicación o prejuicio. Estoy convencido de que, salvo contadas excepciones, las carreras profesionales de los cirujanos y las cirujanas se desarrollan con normalidad y sin condicionamientos de género.

Un día cualquiera completas tus años formativos en cirugía y te dicen que ¡enhorabuena!, ¡ya eres especialista! Te dan un título que podrás colgar en la pared, o dejar enrollado como hacemos la mayoría. El Dr. Chalmers da Costa decía que «cuando un hombre piensa que se ha graduado como cirujano, en realidad se ha convertido en una amenaza pública». El Dr. J. siempre dice con sorna que «ese día es para estar orgulloso porque el Estado te otorga la licencia para matar, como 007». Lo cierto es que, a partir de ahí, estás solo en el mundo y nadie estará pendiente de lo que tú haces, ni cómo lo haces, ni tampoco nadie te indicará por dónde debes cortar y coser y por dónde no. A partir de ese día serás responsable de tus actos quirúrgicos y nadie responderá por ti. ¿Eres cirujano el día que completas tu período de residencia? Legalmente, sí. A efectos prácticos, no. No lo eres hasta que adquieres experiencia. O, como asegura el Dr. P., «el día en el que quien te ayuda sabe menos que tú».

Los científicos calculan que a cada segundo nace una estrella en el universo. No sé cuál será el número de cirujanos que obtienen su título de especialista. Sí estoy convencido de que, cada uno de ellos, lo hace después de muchos años de dedicación y de esfuerzo, y que se convierten con orgullo en *uno de los nuestros*.

CAPÍTULO 7

EL CIRUJANO IDEAL

«Quien trabaja con sus manos es un trabajador; quien lo hace con la cabeza y con las manos es un artista.»

SAN FRANCISCO DE ASÍS, 1181-1226

Un cirujano es una persona que ha sido entrenada para mantener la calma en situaciones de estrés. Muchos de nuestros gestos durante la cirugía surgen de forma mecánica gracias al entrenamiento y a la repetición. Decía el Dr. C. que «si tú coges a un mono y lo entrenas durante años, no solo será capaz de operar a un humano, sino que lo hará de manera más eficiente». Podría ser que, en efecto, el experimento funcionase, puesto que cualquier entrenamiento siempre acaba dando sus frutos. Otra característica de un cirujano es que sabe resolver las complicaciones, habilidad que solo se consigue con años de aprendizaje y de experiencia. ¿Sería capaz el mono de conseguirlo? Tal vez, pero no creo que nadie en su sano juicio permitiese llegar al animal a los extremos de resolver las potenciales complicaciones, puesto que estamos hablando de la vida de una persona. Hay algo que el mono seguro que nunca conseguiría: establecer un vínculo racional con su paciente. No sería capaz de explicarle con palabras qué cirugía le va a realizar, ni cuáles son las posibles dificultades o los riesgos que asume al aceptar la intervención. Tampoco podrá crear un nexo de confianza y complicidad. El mono podría convertirse en un gran operador, un buen técnico, pero nunca en un cirujano.

El proceso quirúrgico de quien se opera no solo se centra en la intervención, sino también en el preoperatorio y en la recuperación hasta el momento del alta. Tiene dos protagonistas principales: el paciente y el cirujano. Hay otros aspectos secundarios (humanos y materiales) no menos importantes, pero nos vamos a centrar en los dos primeros. El paciente se pone en las manos de su cirujano, y este, a su vez, acepta la responsabilidad del procedimiento que le va a realizar. Se trata de un compromiso moral y profesional en el que ambas partes se comprometen a poner todo de su parte.

Imaginemos que el proceso quirúrgico es un río que hay que atravesar, y el paciente y su cirujano quieren cruzarlo de forma rápida y segura. La mejor manera es que ambos se apliquen a los remos de forma convincente y acompasada y, sobre todo, que lo hagan en el mismo sentido porque, de lo contrario, no avanzarán. Tampoco funcionará si solo rema uno, puesto que acabarían navegando en círculos, con el mismo resultado anterior. El trabajo en equipo resulta crucial.

Muchas veces utilizo esta analogía de la barca con los pacientes y la entienden perfectamente, así como todas y cada una de nuestras recomendaciones, que están orientadas en su beneficio. Hay excepciones, como todo en la vida, y a veces te encuentras con un paciente que no hace caso, y cuya poca implicación se manifiesta en un pobre resultado. Pero no es la norma en absoluto. ¿Cumplen los cirujanos? Yo creo que sí. Aun en el hipotético caso de que alguno no se aplicase todo lo que debiera, también remaría, puesto que está en juego su prestigio profesional. Ahora bien: ¿alcanzan todos los cirujanos un compromiso moral con sus intervenidos? ¿Obtienen todos la confianza del paciente?

¿Son todos los cirujanos iguales? Y lo que es más interesante: ¿qué tipo de personalidad tiene un cirujano?

Hay cirujanos que no empatizan con sus pacientes, o que lo intentan pero no son capaces de hacerlo. En un relato de Jack London titulado *Semper Idem* se describía al Dr. Bicknell como «un cirujano frío y distante, obsesionado por la eficacia, para quien las vidas de los pacientes no significaban nada en realidad (los fallecimientos los consideraba como inevitables y antipáticos incidentes de la profesión)». En cambio, para este doctor, los casos quirúrgicos lo eran todo para él: «Cuanto más destrozado estaba el paciente, mayor era la importancia que revestía a los ojos del Dr. Bicknell, quien daba más valor al desafío que se le presentaba que a la condición social o relevancia del paciente».

En la vida real también existen profesionales carentes de cualquier empatía con el enfermo, que se toman su trabajo como un desafío profesional o una prueba para demostrar sus habilidades. Alguien profano podría pensar: «¿Y qué más me da la empatía? Si me va a abrir en canal yo prefiero que me lo haga quien mejor capacitado esté, me da igual si es simpático o no». Lo cierto es que, cuando llega el momento de la verdad, preferimos a alguien cercano que nos transmita seguridad y franqueza. No queremos a un cirujano con dificultad para diferenciar entre el bien y el mal, ni a uno a quien la vida de su paciente le importa entre poco y nada.

Existen los psicópatas en nuestra sociedad. Se calcula que el 1 % de la población lo es. Puede suceder que lleguen a alcanzar puestos de responsabilidad jerárquica, dada su carencia de remordimientos y la ausencia de la capacidad de entender el daño que producen. De hecho, según el psicólogo Vicente Garrido, autor del libro *El psicópata integrado en la familia, la empresa y la política*, el porcentaje de psicópatas en puestos de responsabilidad en las Administraciones públicas o privadas (política, fuerzas del orden, medicina, abogados, medios de comunicación) ronda un preocupante 10 %. No debe de extrañar, por tanto, que en nuestra profesión puedan existir también.

El cirujano psicópata es ególatra, incumple las normas, miente, tiene un sentido desmesurado de su propio valor, puede llegar a ser cruel, no tolera la crítica y precisa ser siempre el centro de atención. Operando son impulsivos, excesivamente rápidos, y jamás se van a casa con la preocupación de que la salud del paciente pueda complicarse por la noche. Si eso sucede, será debido a la impericia de otro, o a la mala suerte, pero nunca se cuestionará su desempeño. Con sus compañeros de quirófano suele ser desagradable, y con los subalternos, cruel. Otras veces será el material quien tenga la culpa («las tijeras no cortan, las pinzas no agarran») y tirarán el instrumental al suelo. Las complicaciones que se produzcan serán culpa de la instrumentista o del anestesista (o de quien tengan delante) y los catalogará de inútiles o los denigrará de cualquier otra manera.

Todo cirujano con experiencia se ha cruzado alguna vez en el quirófano con un compañero de estas características. Hace años conocí a uno. Era un reputado cirujano cuya brillante carrera le llevó a ser jefe de servicio muy joven. A su fama como operador le precedía su carácter irascible y megalómano, del que hacía gala todos y cada uno de sus días laborales.

Tuve la oportunidad de conocerlo en algunos congresos y de compartir mesa con él, y llamaba poderosamente la atención cómo conseguía generar una atmósfera de miedo a su alrededor, en especial con sus colaboradores más directos, los cuales apenas intervenían en las conversaciones y hundían la cara en el plato cuando este hablaba. Algunos residentes me contaron que, cuando operaba, si algo no le parecía bien, lanzaba los portaagujas a los anestesistas o a las enfermeras circulantes sin pudor alguno. Debe quedar claro que no estamos hablando de un Dr. Lecter; no se trata de un cirujano que haga el mal a propósito, o que no se preocupe por el bienestar de su familia o sus colaboradores (para los que normalmente siempre procuraba buenas condiciones económicas), pero sí de una persona con un perfil psicológico con muchos de los rasgos que hemos comentado. Afortunadamente, el número de cirujanos con estas características es muy pequeño.

Es de dominio público que cualquier cirujano tiene el ego bien desarrollado y la autoestima alta. Estos rasgos son muy acuciados en un tipo de especialista que podemos calificar de narcisista. Se trata de un perfil de profesional que precisa en todo momento de atención constante y ser admirado por sus capacidades técnicas. Suele menospreciar los sentimientos y las capacidades técnicas de sus compañeros y tiende a la manipulación y al chantaje emocional. ¿Es lo mismo un cirujano narcisista que uno que es psicópata? No. El narcisista se puede creer sus propias mentiras, necesita la admiración de los demás y tiene una menor capacidad para la violencia, mientras que el psicópata es consciente de que miente para lograr un fin, no depende de la admiración y puede tener accesos de ira.

Dentro de los cirujanos existen otros perfiles psicológicos interesantes. Uno de ellos es el del cirujano audaz. Se trata de un profesional que siempre adopta una posición intrépida y no le cuesta salir de la zona de confort. A pesar de la opinión de los otros compañeros no le importa adoptar otras líneas de trabajo diferentes a las habituales. No se conforma con aquella máxima reaccionaria de «¿para qué cambiar lo que funciona?», y está siempre atento a nuevas técnicas, las cuales no tiene inconveniente en aprender e incorporar a la cartera de servicios de su actividad, independientemente de la opinión de su jefe, que puede estar de acuerdo o no. Realiza apuestas fuertes y no tiene problema en decir «no» si así lo considera, puesto que es un cirujano honesto consigo mismo. Suele llevarse bien con el resto del equipo, o no tiene por qué llevarse mal, y suele generar buen ambiente mientras opera (sabe que realizar cambios en el quirófano tiene que estar acompañado por un buen ambiente o, de lo contrario, la opinión generalizada se le volverá en contra). El cirujano audaz inventa nuevas vías de abordaje quirúrgicas y aprende las nuevas técnicas rápido (es habilidoso), y las aplica sin temor en sus pacientes diarios.

El Dr. H. era un cirujano audaz. Se caracterizaba, además, por su rapidez. Estaba empecinado en inventar una técnica para tratar una parte del corazón en concreto. Hasta ahí todo bien: era un planteamiento novedoso de un procedimiento cuya utilidad ya se había demostrado. La cuestión era que H. quería inventar una manera de hacerlo a través de una mínima incisión en el tórax y con un aparato diseñado por él mismo. Sin haber realizado procedimientos experimentales previos, comenzó a intentarlo en el quirófano. Su seguridad en sí mismo le llevó ese día a convidar a otros cirujanos para que asistieran al procedimiento, de manera similar a como cuando se intervenía en los teatros operatorios en otra época. La cirugía empezó y ya desde el inicio no transcurrió bien: el invento no entraba en el agujero y tampoco llegaba desde la piel hasta el objetivo, puesto que era demasiado corto. H. lo intentó una y mil veces demostrando su determinación y su inmunidad frente al desaliento. Los minutos se convirtieron en horas y ya nadie estaba convencido en aquel quirófano, a excepción del Dr. H., de que el barco fuese a llegar a la orilla. En determinado momento, el anestesista alertó de que las constantes vitales del paciente estaban empeorando. Sospechaba que tanto forcejeo con el invento hubiera producido alguna hemorragia interna. La cosa se fue poniendo fea. La irritación de H. aumentaba conforme lo hacían también las recomendaciones de sus ayudantes, que sugerían en voz baja que abandonase la empresa. El ambiente se enrareció de tal manera que los invitados abandonaron el quirófano azorados por la situación. Al final, H. doblegó la rodilla. Se hizo lo que se tenía que hacer y el paciente sobrevivió, pero estuvo cerca de no hacerlo.

En las antípodas del cirujano audaz está el cirujano clásico. Se trata de un profesional que nunca sale de su zona de confianza, y que siempre realiza sus intervenciones tal y como le enseñaron hace años. No es que no tenga capacidad para innovar, que la tiene, sino que no está dispuesto a hacer el esfuerzo de intentarlo, y tampoco quiere hacerlo porque está a gusto como está. «Lo que funciona no se cambia.» En medicina este aforismo es tan respetable como cierto. Muchas actitudes terapéuticas se basan en él. Por ejemplo, «si un fármaco está funcionando en un paciente ¿para qué voy a cambiarlo por otro diferente porque la tendencia actual sea usar otro que se presupone mejor?». Sin embargo, no podemos olvidar que nuestro deber como cirujanos, como médicos y como científicos es acomodar nuestra actividad a un mundo en constante evolución. Al cirujano clásico le cuesta asumir las innovaciones del cirujano audaz, y sigue pensando que lo tradicional es lo que funciona y que, por eso mismo, ha perdurado en el tiempo. Es honesto y empático con el personal y los pacientes, pero es testarudo ante las innovaciones. Suelen ser un dolor de cabeza para las gerencias de los hospitales, de los que el cirujano clásico rehúye, temeroso de nuevas propuestas y cambios.

He conocido a bastantes cirujanos clásicos en mi vida, de los que he aprendido mucho. Las intervenciones del Dr. F., académico y tradicional donde los hubiera, eran tediosas e interminables. Nunca permitía a nadie que hablase a su alrededor, ni siquiera en las fases de la intervención más relajadas. Sus gestos eran siempre los mismos: cortaba igual, con la misma cadencia, y siempre daba cada punto en el mismo sitio que había dado en la cirugía anterior. El tedio se adueñaba de la sala y la atmósfera resultaba soporífera. Sus resultados eran generalmente buenos, y los pacientes recibían el alta satisfechos (curiosamente el perfil de sus intervenidos era similar al suyo; personas de corte clásico que solo se sienten confortables en un ambiente convencional y lejos de sensaciones vanguardistas). En los congresos, F. asistía a las presentaciones de técnicas menos invasivas realizadas con aparatos nuevos con escepticismo y con comentarios cargados de amarga ironía: «Ya no saben qué inventar estos tipos para llamar la atención», comentaba a quien le oyese. Y luego añadía: «A mí, cuando me operéis, me abrís bien y os dejáis de estas chorradas minimalistas». El Dr. F. se jubiló después de haber repetido la misma intervención año tras año, sin haber modificado un ápice cada uno de sus pasos.

También puede apreciarse en nuestra profesión, pero no en un porcentaje grande, el perfil del cirujano cobarde. Se trata de una persona cuya prudencia desmedida afecta a diario a su labor profesional. En el quirófano duda desde el momento en el que monta el campo quirúrgico y esa indecisión no desaparece hasta que finaliza la intervención. Aunque ha recibido el mismo entrenamiento que los otros compañeros, cada caso supone un desafío más grande que el anterior. Sabe bien los pasos que debe dar, pero a veces se atasca en alguno de ellos y tiene que ser quien está enfrente quien le indique por dónde continuar (nunca solicita ayuda pero espera de manera inconsciente a que se la proporcionen puesto que también tiene su ego, como cualquier otro cirujano). Sus intervenciones se alargan y parecen no tener fin, y genera un grado de desconfianza a su alrededor que no le proporciona ninguna buena fama. Fuera de quirófano es poco productivo y no es capaz de tomar una decisión cuando hay que decidir si hay que operar o no (en esos casos buscan la aprobación de uno o de varios compañeros para indicar la cirugía). Su manera de ser no genera ninguna confianza entre sus compañeros pero, curiosamente, el paciente lo percibe como un exceso de celo y lo confunde con una meticulosidad que alaba y agradece. En el personal sanitario se produce el efecto contrario puesto que da imagen de profesional poco competente. Son los últimos en ir a casa y tardan tres veces más en realizar cualquier actividad respecto a la media. En general acaban operando poco y, como consecuencia, pierden habilidad y experiencia. En situaciones de emergencia nunca resuelven nada y tienen que llamar a alguien del equipo más resolutivo. Suelen acabar apartados y frustrados.

Ante este panorama: ¿qué perfil sería el más adecuado si queremos construir el perfil del cirujano ideal? Pues... todos y ninguno. Lo más frecuente es que la mayoría de los cirujanos tengamos rasgos de los perfiles anteriores, y que no suela existir uno más definido o preponderante que otro. Es normal, incluso, que puedan variar a lo largo del día, o de la semana, como le puede pasar a cualquiera que se dedica a otra profesión: un día te levantas con ganas de innovar y otro día no te apetece arriesgar. Es normal que el cirujano fluctúe dependiendo de su estado de ánimo, circunstancia que acaba siendo más segura para la población, puesto que su manera de actuar debe adecuarse al paciente en concreto que tiene que intervenir, y no al revés. Por ejemplo, si tengo un caso que puede complicarse, adoptaré un modo «cirujano clásico» que me permita evitar riesgos y obtener un resultado satisfactorio. En el caso de que las circunstancias sean favorables, será el momento de optar por innovaciones, puesto que son estas las que hacen que la cirugía avance y mejore la salud de los enfermos (es decir, optaré por un «modo audaz»). La edad y la experiencia también entran en juego: podría decirse que cuando eres un cirujano joven eres más intrépido que tradicional, y conforme pasa el tiempo la experiencia te hace ser más clásico y tiendes a evitar las novedades. Una actitud balanceada entre ambos aspectos tan contrapuestos puede ser la fórmula ideal. También hay momentos en los que un cirujano siente miedo y echa un pie atrás y se convierte en un «cirujano cobarde». No ve claro que pueda ser capaz de responsabilizarse del paciente al que tiene que operar y decide que sea otro quien lo haga. Sí, también es necesario tener miedo de vez en cuando. No hay nada de malo en reconocer tus limitaciones y pedir ayuda de un compañero más experimentado (de lo contrario, podríamos entrar en una dinámica en la que el enfermo empieza a no importar tanto como debería).

Todo aquel que se autodenomina cirujano ha gritado en quirófano alguna vez, frustrado ante una situación desfavorable. También habrá mandado callar a alguien que habla, o habrá soltado un juramento ante un ruido que le ha perturbado. Puede considerarse normal dada la concentración que determinadas fases de las cirugías requieren. ¿Tiene este comportamiento algún rasgo psicopático? No lo creo. En especial si luego te disculpas, cosa que solemos hacer todos cuando nuestra ansiedad vuelve a su nivel basal. Un psicópata, en cambio, no se disculpa nunca, puesto que ni es consciente de su ofensa ni le importa en absoluto.

Parece razonable colegir que un cirujano es una mezcla de diferentes perfiles, con diferentes porcentajes de cada uno de ellos, y que se va ajustando según las necesidades. Pero un cirujano no es solo su manera de comportarse ante la vida; también hay otras características que le definen y que tienen similar importancia. ¿De qué me vale un cirujano audaz si sus capacidades manuales no son adecuadas? Esto nos lleva a otra pregunta igualmente interesante: además de las características de personalidad, ¿qué otros atributos debe tener el cirujano ideal? Después de darle algunas vueltas, creo que se podría resumir con este sencillo esquema:

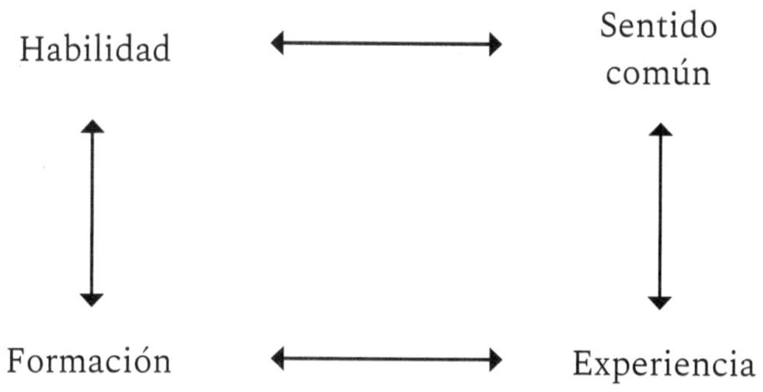

Siempre se ha dicho que los cirujanos tienen gran destreza con las manos. «¿Eres cirujano?, entonces tendrás buen pulso.» Esta frase me la han dicho infinitas veces cuando en alguna reunión social me han preguntado a qué me dedicaba. Es curioso porque dentro de tal aseveración popular se encierra la presunción de que «como soy cirujano, tengo buen pulso». La siguiente afirmación de esa misma persona que acabo de conocer suele ser: «Yo nunca podría ser cirujano porque tengo un pulso como para robar panderetas», dando a entender que solo aquellos que tienen habilidad manual pueden llegar a ser buenos cirujanos. Lo cierto es que ambas afirmaciones pudieran ser ciertas, pero con matices. En primer lugar, todo aquel que realiza una manualidad repetida acaba por adquirir una destreza, de la misma manera que un futbolista profesional es capaz de hacer malabares con la pelota en los pies. Si bien hay personas que nacen con habilidad manual, esta no tiene utilidad si no se entrena, de la misma forma que un prestidigitador nunca triunfará si no practica delante del espejo durante muchas horas. En segundo lugar, he visto excelentes cirujanos que temblaban cada vez que daban un punto y, sin embargo, cada gesto que realizaban, cada corte con la tijera o con el bisturí eran siempre precisos y eficaces. ¿Tienen ellos mal pulso? En el estricto sentido de la palabra, sí, lo tienen. Pero su desempeño fue siempre eficiente durante la intervención y el resultado es óptimo, que es lo que realmente se busca.

La habilidad con las manos no sirve de nada si el órgano que las dirige, el cerebro, no emite las órdenes adecuadas. Que un cirujano tiene sentido común es algo que se presupone, incluso más que en otras profesiones en las que no se le da tanta importancia. ¿De qué vale un especialista habilidoso que toma decisiones erróneas, que no opera cuando debe o lo hace a destiempo, o cuando el paciente está en condiciones precarias? ¿Puede considerarse buen cirujano quien decide saltarse los pasos decisivos en las intervenciones o añade algunos que son de cosecha propia? Ser cirujano implica utilizar en cada momento el recurso que es preciso, con la capacidad de percepción de lo que está sucediendo íntegra, y con la posibilidad de discurrir salidas en los momentos de complicación. ¿Se adquiere con el tiempo? Desde luego, pero si no naciste con sentido común, es mejor que te alejes del quirófano hasta que lo obtengas. La destreza manual mejora con la repetición y la experiencia. Cuanto más operas más aprendes y mejor cirujano eres. Este es un axioma claro y contundente en nuestro mundo.

Estas cuatro cualidades: habilidad, formación, sentido común y experiencia están circunscritas a la parte más técnica. Así que, para diseñar nuestro cirujano ideal, además de algunos rasgos de personalidad que comentamos anteriormente, nos faltarían otros dos elementos que tienen que ver con la manera de interaccionar del cirujano con el exterior. El primer elemento lo podríamos definir como las «relaciones profesionales», y el segundo como «la empatía general con el entorno», que podríamos resumir de una manera más sencilla como «la fama del cirujano».

Nuestro cirujano ideal debería mantener una excelente comunicación con sus colegas de profesión, y no solo con sus compañeros de quirófano, sino con el resto de las especialidades de su entorno. En algunas, como puede ser la cirugía cardiaca, los pacientes son derivados por otras especialidades como la cardiología. Es importante que el cirujano cardiaco mantenga una buena relación de confianza con su colega cardiólogo. Es fácilmente entendible que los especialistas que envían pacientes a operar lo hagan a sus cirujanos de confianza (no en vano ha garantizado al paciente que le envían a uno competente). Esta situación enlaza con el segundo elemento que tiene que ver con la «empatía general del entorno» de nuestro cirujano ideal, y que se relaciona con la fama que este tiene, no solo entre sus colegas, sino también con el público en general.

Cuando le preguntas a alguien si le han operado de algo alguna vez, muchas veces no se acuerdan de la intervención que le hicieron, pero sí del nombre del cirujano y del hospital donde se lo hicieron (en ciudades grandes con varios centros puede ser normal que un enfermo sea tratado en varios hospitales al mismo tiempo). «Me operó el doctor X —dicen sin dudar—, y fue algo de la tripa, por unos pólipos», añaden, sin poder precisar más. Este detalle es un fuerte indicador de que el cirujano como persona tiene siempre más importancia que las técnicas que realiza. Si el enfermo tuvo una buena experiencia personal con el cirujano, lo recomendará a otra persona, y lo hará con más ímpetu, más por ese motivo que por el resultado en concreto de la intervención. Mi amigo el Dr. Frederic Larsan tiene la teoría de que «un cirujano bueno del que hablan mal es un mediocre, y un cirujano mediocre del que hablan bien es un triunfador». Podríamos decir que, según la teoría de Larsan, la cita de Oscar Wilde que asevera que «lo importante es que hablen de mí, aunque sea mal», no se puede aplicar a los cirujanos. Tampoco la de Salvador Dalí, del que dicen que, interrogado sobre el aforismo de Wilde, respondió que «lo importante es que hablen de ti, ya sea bien o mal, aunque prefiero que hablen mal porque eso significa que me va bien». Según Larsan, en el caso del cirujano, lo importante es lo que digan de ti, independientemente de tu desempeño quirúrgico. Y convencido de su teoría, un día que estábamos charlando sobre esto en la cafetería del hospital me garabateó en una servilleta el siguiente cuadro que reproduzco a continuación:

cirujano	**fama**	**carrera profesional**
competente	buena	exitosa
competente	mala	frustrada
mediocre	buena	exitosa
mediocre	mala	fracasada
incompetente	buena	discreta
incompetente	mala	peligrosa

Si bien sigo creyendo que la obtención de notoriedad profesional se fundamenta en el trabajo diario y en los resultados que poco a poco vas obteniendo a lo largo de tu vida profesional, no puedo negar que, a veces, es cierto aquello de «cría buena fama y échate a dormir».

Finalmente, el cirujano ideal debe atrapar la oportunidad cuando esta se presente. Todos sabemos que hay momentos en la vida que resultan cruciales. Cuando surgen no te das cuenta de lo trascendentales que son, pero, si lo analizas tiempo después, reparas en que era la ocasión de tu vida. Nos referimos a estos momentos como si fuera un tren que aparece de repente y al que decidimos subir, o no. Hay quien salta sin pensar en las consecuencias, y hay quien los deja pasar porque no están convencidos. Algunos se suben y luego analizan años después y llegan a la conclusión de que esa era la oportunidad que aprovecharon y que les cambió su vida laboral. Otros no lo hicieron porque dudaron o les faltó ese grado de atrevimiento, su vida discurrió por otros derroteros y reconocen que ese día fue el momento crucial, pero que prefirieron quedarse esperando otro tren que nunca llegó. Los filósofos griegos se refieren a este momento en el que algo importante sucede como *kairós,* y su significado literal puede definirse como «el momento adecuado u oportuno».

Me contaron una vez la historia de un deportista famoso que tuvo un infarto extenso debido a una enfermedad coronaria grave. Precisaba de una cirugía urgente. Ese día el jefe de cirugía cardiaca estaba fuera del hospital y quien dispuso todo para intervenir de manera urgente al destacado deportista fue el adjunto que se encontraba de guardia ese día. Hasta ahí todo bien, a no ser por la increíble repercusión mediática que se generó a raíz del asunto, que provocó que el jefe interrumpiera sus vacaciones y acudiese a intervenir a la estrella. Es normal que se mantenga la jerarquía en estas circunstancias y que el jefe de cualquier servicio quirúrgico del mundo asuma la responsabilidad de aquellos casos complejos o que generan una excesiva exposición social. Sin embargo, el adjunto vio en aquella intervención un tren que venía hacia él y que le podía llevar a unas cotas de fama y notoriedad que jamás hubiese imaginado. Así pues, se asió con fuerza cuando el tren le pasó rozando y decidió seguir adelante con el caso. Cuenta la leyenda que el adjunto se colocó delante de la puerta del quirófano y le impidió al jefe el acceso al mismo arguyendo que él era quien estaba de guardia y que se sentía muy capaz de llevar a cabo la intervención.

Muchas veces he pensado cómo hubiera actuado yo ese día, y siempre llego a una conclusión clara: creo en el poder de la jerarquía como vehículo para la consecución de buenos resultados en un colectivo, creo en el respeto a la figura de un compañero (el jefe) al que le han llamado de las altas esferas para que se ocupe del caso dada la gran repercusión internacional del mismo, y creo también en el respeto a la esperanza de una familia que cree, a su vez, que a su familiar le debe intervenir la persona más capacitada, o la que así se presupone que es. Además, considero que debes de tratar a tu jefe con la deferencia que esperarías que él tuviera si los papeles estuviesen invertidos.

Un jefe mío me dijo en una ocasión que «el jefe no tiene por qué ser siempre el mejor cirujano del servicio de cirugía, sino el mejor gestor», y puede que tenga razón. Pero, a efectos prácticos, para el imaginario popular, ser jefe es igual a un cirujano (muy) competente, con una fama (muy) buena y de carrera profesional (muy) exitosa (le diré a Larsan que lo incluya en su cuadro la próxima vez). El adjunto de cirugía operó al deportista con buen resultado, y su carrera recibió un buen espaldarazo. Estoy convencido de que si le preguntasen al adjunto sobre cuál fue el momento que marcó un antes y un después en su carrera haría referencia a esa intervención, aunque en su interior sabría que, en realidad, fue el instante en el que se plantó en la puerta del quirófano e impidió la entrada de otro cirujano que no fuera él. Ese fue su momento *kairós*.

CAPÍTULO 8

LA HORA DE LOS VALIENTES

«Cualquier intervención dura más de lo que diga su cirujano.»

CLIFTON K. MEADOR, 1931-2021

Tuve un jefe que siempre decía lo mismo cuando confesabas que tenías miedo de operar un caso complejo. «¿Miedo? Pues si tienes miedo, ¡compra un perro!» No era una frase brillante puesto que no te imaginas con un dóberman al lado mientras intervienes un caso complejo. Pero siempre me acuerdo de ella cuando siento respeto ante un caso complejo. El Dr. O. siempre decía al respecto: «¡Es la hora de los valientes!», y lo coronaba con una fuerte risotada, como en él era costumbre.

«La hora de los valientes», pienso hoy en día cuando estoy cambiándome en el vestuario para la intervención. Es un momento de calma tensa, como el que vivían los soldados de la Gran Guerra que esperaban en la trinchera a que sonase el silbato para subir por la escalera y combatir. Mientras me lavo las manos antes de la intervención, me viene siempre a la cabeza la imagen de Ayrton Senna, el piloto de Fórmula 1, justo antes de que se iniciase un gran premio. Como siempre salía en la *pole position*, era el objetivo prioritario de todas las cámaras de televisión. En primer plano, el espectador podía observar su mirada perdida, ajeno a la cámara que le enfocaba, al operador de televisión y a todo lo demás, concentrado en la salida que iba a disputar al cabo de unos segundos. En un momento determinado, con gesto mecánico, cogía los guantes que descansaban en la parte superior del coche, cerca del volante, y se los ajustaba con ceremoniosidad, en un gesto mecanizado que él debía interpretar como el inicio de la batalla.

Cuando un cirujano se lava las manos pasa lo mismo: siente tensión, tranquilidad, responsabilidad y expectación, todo al mismo tiempo. El acto que está realizando supone la transición entre dos mundos: dejas de ser un cirujano que no está operando para ser un cirujano que está operando. Cuando la instrumentista te coloca los guantes, tal y como Ayrton se los ponía, estás listo para que los semáforos se apaguen y empiece la cirugía. Ya no sientes nervios, simplemente quieres empezar ya.

El Dr. Z. decía que él donde mejor estaba era operando en el quirófano. Como a partir del momento en el que se ponía los guantes ya no podía atender el teléfono, pasaba a ser invisible para todos aquellos que le buscaban por cuestiones relacionadas con el hospital. Las odiadas labores burocráticas quedaban apartadas hasta un mejor momento y estaba donde más le gustaba estar y más feliz era. Concentrado en su intervención, disfrutaba del placer que producen los gestos mecanizados, esos que te permiten estar concentrado mientras realizas tareas manuales (como cuando garabateas en una cuartilla mientras estás escuchando atento una conferencia que te interesa). La rutina siempre produce confort, te abriga en tu zona de confianza y te permite estar a gusto sin tener que exponerte a lo desconocido. Cuando estoy operando suelo acordarme de Z. y de sus palabras e intento disfrutar de ese momento en el que, como cirujano, te sientes bien contigo mismo haciendo lo que sabes hacer. Mantienes un ritmo, una coreografía de movimientos manuales que conoces de memoria y que se transforman en una sensación placentera. Buscas mantener todos los pasos, uno detrás de otro, construyendo una intervención que resulte satisfactoria, e intentas que quienes te rodean te acompañen y ayuden a mantener esa filosofía que se ha creado desde el momento en el que has realizado la primera incisión (y que busca la excelencia del trabajo que se lleva a cabo con las manos en forma de una cirugía eficiente y sin complicaciones).

El cirujano cardiaco quiere que su cirugía sea rutinaria. Detesta las complicaciones y los imprevistos. Desea que no haya sobresaltos y que el viaje no se desvíe de la ruta programada. Sin embargo, ninguna cirugía se parecerá a otra. Se trata del mismo procedimiento y se ejecutan los mismos pasos, pero en ningún caso es el mismo paciente. Los tejidos biológicos, las circunstancias médicas y cualquier otra variable que se considere son siempre diferentes. Es como en el ajedrez, que se ejecuta sobre el mismo tablero y con las mismas piezas pero las posibles jugadas y combinaciones son infinitas a partir del primer movimiento. Con la cirugía es igual: empiezas de la misma manera y ejecutas todos los pasos, pero siempre puede surgir algo que te haga modificar el ritmo o realizar un gesto que se salga de tu planificación inicial. En el ajedrez es el adversario quien modifica tu esquema. En la cirugía puede que seas tú o el material biológico que estás interviniendo, o algún imprevisto que surge de la interacción de los que te rodean.

La mayor parte de las veces vuelves al sendero de la rutina lo antes posible porque es más seguro para el paciente y porque ese es el camino que te produce seguridad. De la misma manera que en una banda de *jazz* alguno de sus componentes improvisa la ejecución de una idea y los otros se afanan en acompañarla hasta que este decide volver a la melodía que les sirve de senda, el cirujano a veces se ve obligado a inventar, y sus compañeros le secundan hasta que regresa al camino original.

Mi amigo el Dr. E. tiene razón cuando dice que «la cirugía está hecha de pequeños detalles». Es una máxima que bien vale aprenderse lo antes posible puesto que reduce mucho las complicaciones. Alguien me dijo una vez, creo que fue el Dr. O., muy dado a utilizar símiles divertidos, que cuando estás operando tienes que tener cuidado para que un desacierto no produzca, a su vez, una cascada de errores en cadena que pueda transformarse en una situación de peligro para el paciente. O. utilizaba como ejemplo los dibujos animados: el personaje principal estaba esquiando en una pista de nieve y, de repente, como no podía ser de otro modo, se tropezaba y caía por una ladera nevada. Sus volteretas provocaban una bola de nieve que se hacía más y más grande y arrollaba al resto de los esquiadores que disfrutaban plácidamente de la bajada. La bola se hacía inmensa y de ella sobresalían piernas de esquiadores, esquíes, osos, el propio protagonista y hasta arbustos y pinos, en una imagen que provocaba una fácil carcajada en el joven espectador. Este símil, que parece tan infantil, lo ha vivido muchas veces todo aquel cirujano que, cuando menos lo esperaba, se ha metido en un lío mientras estaba operando. De pronto un mal gesto se convierte en una estructura que sangra y que tienes que arreglar. No es eficaz a la primera, se rasga un poco más, tienes que hacer más esfuerzo, no es efectivo... Más puntos de sutura, más tensión, más rasgadura, más superficie que sangra... De repente, un detalle se ha convertido en una complicación seria que amenaza la vida del paciente. Todos los que operamos hemos estado, sin querer, dentro de una bola de nieve que nos ha fagocitado y de la que no hemos sabido cómo salir.

Ya he comentado previamente que nuestras intervenciones cardiacas tienen partes rutinarias (abrir, entrar en

CEC, salir de CEC, cerrar) y una parte noble en la que hacemos lo que el paciente realmente necesita. El conjunto de maniobras que se realizan para cambiar una válvula (u otro procedimiento) es lo que se denomina la técnica quirúrgica, e incluye todos los pasos para llevarla a cabo. Hay varias maneras de sustituir o arreglar una válvula con buen resultado, es decir, existen varias técnicas para un mismo objetivo. En general todas han sido diseñadas por los cirujanos a lo largo de muchos años de trabajo y de investigación experimental, y son puestas a disposición de todos los especialistas del planeta a través de publicaciones científicas, congresos y, últimamente, medios digitales e internet. Un cirujano con experiencia debe conocer el mayor número de ellas para conseguir una buena versatilidad, pero no tiene por qué dominarlas todas. Es honesto que utilice aquellas con las que esté más familiarizado y la que le permita los mejores resultados de manera continuada. En general, los servicios quirúrgicos de cualquier especialidad adoptan una filosofía de trabajo que sus cirujanos mantienen por el bien de los resultados del equipo. Es normal que un servicio utilice una técnica determinada y que otro servicio de un hospital colindante esté habituado a otro tipo de procedimiento, con el que obtienen sus propios buenos resultados.

Esta filosofía de diversificación de técnicas quirúrgicas se puede aplicar a cualquier especialidad quirúrgica, y no hace sino mejorar la cirugía como ciencia en constante evolución. Puede suceder que un servicio aplique una técnica que parece efectiva *a priori*, pero que se demuestra que no lo es unos pocos meses después. ¿Para qué continuar entonces con ella? Es lícito que el cirujano, como individuo, y su servicio, como equipo, se replanteen si deben mantenerla y que comuniquen sus hallazgos al resto de la comunidad científica. En la época de la Guerra Fría, cirujanos de uno y otro bando se reunían en secreto para intercambiar conocimientos científicos, porque por encima de sus ideologías el objetivo principal era compartir los avances en medicina y cirugía. Cruzaban el telón de acero en visitas no autorizadas y compartían sus experimentos a espaldas de los mandatarios, más preocupados por las ideas políticas que por la salud de sus pueblos. Hoy en día también los cirujanos compartimos nuestras experiencias y las participamos al mundo científico para que todos puedan favorecerse de los hallazgos. Si una técnica en concreto funciona en una determinada patología, ¿por qué no difundirla al resto? Además de hacer un bien por la sociedad, nuestro prestigio profesional aumentará, enriqueciendo nuestra experiencia y haciéndonos mejores profesionales. Somos científicos, no políticos.

Inventar una técnica quirúrgica es el anhelo de cualquier especialista en cirugía. Que una intervención que se realiza por todo el mundo lleve tu nombre, que seas reconocido por ese motivo en los congresos internacionales y que te inviten a dar charlas y conferencias a lo largo de todo el planeta por ser un pionero es el mejor escenario al que un cirujano ambicioso puede aspirar en su vida. No solo puede reportarle pingües beneficios, sino que le garantizará pasar a la posteridad, como aquellos a quienes ponen su apellido a una calle o aparecen en los libros de historia. En mi especialidad hay grandes ejemplos. En 1967, el Dr. Christiaan Barnard pasó a la historia por ser el primer cirujano en realizar un trasplante cardiaco. Su cirugía le catapultó a la fama y en cuestión de poco tiempo era una celebridad mundial: fue invitado a dar conferencias por todo el mundo y siempre era recibido con honores de jefe de Estado. Su personalidad abierta y sus grandes dotes de orador fascinaron al mundo entero, que acabó rendido a sus pies. Tal y como contó en su autobiografía muchos años después, el trasplante le dio acceso a una «segunda vida» (que es como el propio Barnard tituló sus memorias) en donde, quizá enfermo por la fiebre del éxito, cuenta como tuvo la oportunidad de intimar con las actrices más celebérrimas del momento. Hay muchos más casos de cirujanos cuya pericia nos han dejado técnicas imperecederas, como el propio Dr. Billroth, aquel quien aseguró que el corazón no debía tocarse jamás, y que diseñó técnicas de cirugía digestiva que aún se realizan con gran éxito en la actualidad.

Lo normal es que el cirujano en formación aprenda en el propio servicio en el que trabaja. Pero ¿cómo un especialista aprende una técnica desarrollada en un país que se encuentra en las antípodas? Hoy en día no resulta complejo: bastaría con utilizar las herramientas digitales que tenemos a nuestro alcance y acceder a las revistas científicas y a los vídeos quirúrgicos que los cirujanos cuelgan en las plataformas diseñadas para tal efecto. Aun así, no hay nada mejor que desplazarte a otro servicio quirúrgico y ver cómo lo hacen. Es habitual que un cirujano realice estas salidas. Es más, resulta muy recomendable que un residente lo haga, puesto que, como dice mi amigo el Dr. Larsan: «Hay muchas maneras de hacer las cosas bien, y muchas más de hacerlas mal, y el cirujano tiene que conocerlas todas». Larsan se refiere a un hecho incuestionable: salir y ver cómo lo hacen en otros servicios te permite aprender nuevas técnicas, pasos, gestos quirúrgicos que desconocías (y que podrás almacenar en tu arsenal quirúrgico por si alguna vez lo necesitas); y te permite, también, darte cuenta de que, a lo mejor, en tu propio servicio no se hacen tan mal las cosas, o que aquello que pensabas que había que mejorar no es tan necesario. Los congresos también son útiles, pero no tanto. Para el Dr. O. son, en realidad, convenciones de aficionados a la pesca deportiva: «Todos mienten —afirma—, te dicen que han pescado un pez muy grande, pero en realidad era mucho más pequeño». Según su teoría, que pudiera no ser tan descabellada como parece, el ego del cirujano tiende a exagerar los resultados buenos y a minimizar los malos, sobre todo en los grandes congresos.

El cirujano experimentado es consciente de que, aunque tengas en tu poder el título de especialista tras once años (seis de carrera y cinco o seis de especialización), solo eres cirujano de verdad si sabes solventar las complicaciones sin tener que llamar a nadie para que te las resuelva. De la misma manera que un campeón de ajedrez prevé en su cabeza sus futuros movimientos y los de su contrincante, el cirujano debe hacerlo con las posibles adversidades que puedan surgir mientras opera. No todos los enfermos son iguales y su estrategia ha de adaptarse a las circunstancias de la misma manera que el jugador de ajedrez la adapta al rival que le toca en suerte como contrincante. Es conocedor de que hay momentos en las cirugías en las que el camino puede bifurcarse y hay que escoger uno u otro y que, una vez elegido, ya no hay marcha atrás. Ser cirujano es decidir qué hacer. Como dice el Dr. Henry Marsh: «Lo difícil no es operar, sino tomar decisiones». Hay momentos en la intervención en que tienes que escoger y pasar un punto en el que ya no hay marcha atrás. El Dr. Larsan lo llama el punto de inflexión o «punto de no retorno».

La primera vez que comprendí el verdadero significado del punto de no retorno fue cuando realicé mi primer trasplante cardiaco. Antes de ese día yo ya había estado preparándome como cirujano ayudante en muchos de ellos, y los responsables de mi formación me consideraban apto para ese momento. Conocía pues todos los pasos que debía seguir y los había imaginado y ensayado mentalmente muchas noches antes de dormirme. Pero aquella primera vez fue diferente a otras primeras veces con otros pacientes que se operaban de otras patologías cardiacas.

La técnica de trasplantación no resulta mucho más compleja que otras de nuestro ámbito. A pesar de que aún sigue envuelta en un aura de misticismo y de asombro para la población en general, en realidad se trata de retirar un corazón enfermo (del receptor) y coser otro nuevo que otros compañeros han extraído de un paciente que ha fallecido (del donante). No se debe empezar la intervención del receptor hasta que no sepamos que el corazón donante es válido para trasplante, y no se debe nunca extraer el órgano deteriorado hasta que el nuevo no esté físicamente en el quirófano donde está el receptor. Con todo preparado, aquel día mis compañeros aparecieron con el órgano que íbamos a implantar y yo me dispuse a retirar el corazón enfermo de nuestro paciente. Cuando lo tuve en mis manos y lo extraje fuera de la caja torácica, de repente, al mirar hacia abajo (y a pesar de que ya lo había visto muchas veces antes), sentí que un escalofrío me recorría toda la espalda. Los corazones enfermos suelen estar muy dilatados (como era el caso) y como consecuencia la cavidad donde se alojan está igualmente ensanchada debido a la erosión provocada a lo largo de los años. Así que cuando miré aquella oquedad, descubrí un hueco enorme en el que no había nada más que aire. Ver aquel espacio en el que habitualmente late un corazón y no encontrar nada más que el vacío más inhumano y aterrador que se pueda imaginar era como una película de miedo. Se trataba de un paciente, un cuerpo, que en esos momentos no tenía nada en el centro del pecho, tan solo las cánulas que lo mantenían con vida gracias a la máquina de CEC. Bajo mis manos yacía una persona sin corazón a la que deberíamos colocarle otro de inmediato para que pudiera seguir viviendo, puesto que no se puede estar eternamente con la máquina de corazón-pulmón.[1] Fue en ese preciso momento cuando comprendí que no quedaba otra que colocar el órgano nuevo. Habíamos pasado el punto de no retorno.

El punto de no retorno es un término acuñado originariamente en el ámbito de la aviación. Es el punto de la ruta de vuelo a partir del cual el aparato no podrá volver a su lugar de salida porque no tendrá suficiente combustible. Existe otro punto de no retorno para los aeroplanos: cuando ruedan por la pista de aterrizaje para despegar se aproximan siempre a otro punto más allá del cual ya no hay espacio suficiente para frenar, y por tanto no queda más remedio que proseguir con la maniobra de despegue.

Pero el término se aplica en muchos otros ámbitos de la vida. En cuestiones climáticas, se considera punto de no retorno al umbral a partir del cual el planeta tendrá más dificultad (por no decir que será imposible) para revertir la situación y volver a su estatus anterior.

También hay puntos de no retorno en nuestra vida personal cuando experimentamos situaciones que suponen un antes y un después definitivo, cuando en nuestras relaciones de pareja descubrimos una infidelidad o cuando nos enamoramos, momento en el que, sin entender cómo ha sucedido, alguien que nos resultaba indiferente pasa a ser la prioridad de nuestros pensamientos. También hay un punto de no retorno en las negociaciones, las resoluciones jurídicas o la propia enfermedad terminal.

En el quirófano también existe un punto de inflexión a partir del cual las cosas no serán nunca como antes. No solo en trasplantes, sino en cualquier cirugía, electiva o urgen-

1. Hoy en día existen dispositivos de asistencia mecánica y corazones artificiales implantables que sustituyen las funciones del corazón de manera permanente y que se basan en la máquina de CEC que utilizamos a diario, pero esta última no es adecuada para utilizarse durante largos períodos de tiempo.

te, en la que el operador tiene que tomar una decisión que puede resultar crucial para el paciente y que resultará del todo irreversible si no optó por la decisión correcta. A diferencia de la de los ejemplos anteriores, en donde el ser humano resulta un mero espectador de los fenómenos que se producen (por ejemplo, los meteorológicos), cuando estás operando tú, como cirujano, eres quien determina si se debe sobrepasar ese punto o no, y es una decisión que conlleva una gran responsabilidad.

En cirugía cardiaca pasamos muchas veces el punto de no retorno con nuestros pacientes. La experiencia te permite hacerlo con control y sin que produzca desasosiego, como le sucede a todos los pilotos del mundo que pasan el punto de no retorno a diario, despegando en todos los aeropuertos del mundo. Sin embargo, en intervenciones complejas o en momentos en los que se producen complicaciones, el cirujano puede estar expuesto a puntos de no retorno que no aparecían en su plan de vuelo y surgen de manera súbita e inesperada. En esos casos, en apenas unos segundos, se debe tomar un camino u otro, sin saber si la decisión ha sido la correcta. Son momentos que solo la experiencia te permite gestionar puesto que sabes perfectamente que el resultado de tu elección solo lo sabrás mucho tiempo después. Por ejemplo, imaginemos que estoy operando a un enfermo que tiene una disección de aorta.[2] Sé, por experiencia y porque conozco la técnica, que debo sustituir la parte de la aorta que está rota por un tubo protésico;

2. Desgarro en la capa interna de la arteria aorta en la que la sangre empieza a circular anormalmente a través del desgarro, desestructurando cada una de las capas de la aorta. A efectos prácticos, es una rotura contenida de la arteria principal del organismo, que amenaza con romperse definitivamente en cualquier momento. Se trata de una patología muy grave que requiere de cirugía emergente (aproximadamente el 70 % de los pacientes fallecen antes de llegar al hospital).

de otro modo, y en cualquier momento, esta se romperá de forma definitiva y el paciente fallecerá desangrado en menos de un minuto. Es una cirugía muy delicada puesto que la sutura de la prótesis en la aorta enferma no se realiza casi nunca sobre tejido sano, sino que se hace sobre tejido afectado y sin consistencia, y cada punto de sutura que se da corre el riesgo de que se rasgue. La sensación de coser una arteria de pared deteriorada y desflecada es como hacerlo en papel higiénico, por lo que, lo ideal, es resecar el tejido malo hasta encontrar una parte de la aorta sana, con paredes de mayor consistencia, que aguante la presión de la sangre cuando finalicemos el procedimiento.

¿Qué debemos hacer entonces? Tenemos dos opciones. Una de ellas es resecar la aorta enferma hasta encontrarnos con aorta sana, pero con el riesgo de resecar demasiado, aumentar el riesgo quirúrgico y el tiempo de la intervención. Otra es intentar ser lo menos agresivo posible en términos de resección pero a sabiendas que nuestras suturas, hechas en tejido enfermo, podrían reventar en el momento en que el paciente retome sus presiones normales.

Me he visto muchas veces en esta tesitura. ¿Qué hago? El tiempo va en contra de todos y una sensación de calor agobiante comienza a recorrer tu cuerpo. Las orejas se te ponen de punta e, inconscientemente, tus glúteos se contraen. Tienes que decidir.

Para realizar la intervención has parado el corazón, bajado la temperatura del paciente e, incluso, has detenido la circulación de la sangre. No hay vuelta atrás, tienes que actuar y hacerlo rápido, pero la duda te paraliza: ¿corto más?, ¿voy a por todas?, ¿me arriesgo en esta zona endeble? Quizá resista la tensión si doy los puntos de sutura lo más próximos posibles y los refuerzo con el apoyo de material auxiliar. ¿Qué hago? El cirujano que te ayuda tiene las mismas dudas y te sugiere lo que cree que él haría. Pero desde su lado todo se ve con más clarividencia; no es él el artista principal esta vez. Puede incluso que ni sepa por dónde tiraría porque carece de experiencia como para decidirse. Los minutos pasan. Miras, aspiras, mides, coges con la pinza. Compruebas su consistencia, puede que resista, pero tal vez no. ¿Qué hago?

En una ocasión, en un congreso, un cirujano hablando de manera distendida sobre estos momentos angustiosos que a veces suceden en nuestros quirófanos, dijo respecto a una intervención que se le complicó de tal manera que la vida del paciente estaba en riesgo: «Son momentos en los que no viene ni tu madre a ayudarte si se lo pides». Todos reímos su ocurrencia a sabiendas de que habíamos experimentado la misma sensación alguna vez.

He llamado a mi madre para que me ayudase en algún momento delicado muchas veces, y, por supuesto, no ha aparecido (aunque no me queda duda de que hubiera irrumpido en el quirófano si lo hubiese sabido). Forma parte de nuestra profesión tomar decisiones críticas que afectan a la vida de una persona, elegir un camino u otro y atravesar el punto de inflexión en el que sabemos que, una vez tomada la decisión, no queda otra posibilidad más que confiar e invocar al dios del optimismo.

A diferencia de otros puntos de inflexión, los quirúrgicos suelen ser crueles con los cirujanos porque muchas veces no sabemos si hicimos lo correcto hasta muchas horas, días, incluso semanas o meses después de la intervención. Resulta un calvario ver en el postoperatorio como pasan las horas, los días, las semanas, y aún no sabes si acertaste o no. El escritor Milan Kundera afirma en su obra *La insoportable levedad del ser* que «el hombre, dado que vive solo una vida, nunca tiene la posibilidad de comprobar si debe llevarse por un determinado sentimiento o no mediante un experimento previo, como haría cualquier colegial en una clase de física». Con la cirugía sucede lo mismo: una vez tomada una decisión, ni hay vuelta atrás, ni existe manera de saber de inmediato si el camino que escogiste era el adecuado. Hay que esperar al resultado.

Sin embargo, nuestra profesión no siempre es un sufrimiento, ni mucho menos. El cirujano hecho y derecho disfruta interviniendo y consigue que quienes le rodean también lo hagan. Antiguamente se decía que «el cirujano tiene que tener nervios de acero, corazón de león y manos de mujer». De las tres cualidades me llama la atención la última. He visto cirujanos con manos descomunales y dedos hábiles, como los del mejor carterista del mundo, y manos delicadas y torpes. Todo es relativo y depende del prisma por el que se mire. Hay pacientes que prefieren que su cirujano tenga canas porque para ellos es sinónimo de templanza, veteranía y buen hacer. Otros, en cambio, se decantan por los cirujanos más jóvenes, porque creen que su edad garantiza que sus capacidades están íntegras todavía.

Esto nos lleva a una interesante pregunta que muchas veces nos planteamos nosotros mismos, los cirujanos: ¿a qué edad un cirujano alcanza su máxima capacidad profesional? A diferencia de otras profesiones y oficios, el cirujano tarda mucho tiempo en obtener la madurez profesional.

En el caso de un futbolista de élite, se considera que se encuentra en el cénit de su carrera entre los veinticinco y los treinta años, edad a partir de la cual empieza a ser reemplazable en su club. Un cirujano, en cambio, solo consigue su total autonomía profesional a los cuarenta, y alcanza su excelencia como trabajador alrededor los cincuenta. Pocos años le quedan para disfrutar a partir de esa edad, a la que se añaden los problemas de salud que arrastramos todos después de permanecer tantas horas de pie durante tantos años, en una posición corporal en la que la columna cervical y las piernas sufren día tras día. Cuando el cirujano se jubila, su sabiduría quirúrgica se pierde como agua en el océano. Son muchos años de aprendizaje y pocos los de disfrutar. Es triste, pero es así.

Es frecuente que los pacientes demanden que sea el jefe quien le opere. Son los enfermos que llamamos «recomendados» y de los que hablaremos más adelante. He tenido varios jefes a lo largo de mi vida profesional, en contra de la tónica nacional en la que reina el inmovilismo (bajo mi punto de vista, un error, puesto que es fundamental trabajar en otros servicios como complemento a una buena formación como profesional). No tengo queja de ninguno de mis jefes y creo que ellos de mí tampoco. Ser jefe es el sueño de muchos cirujanos porque se idealiza la idea de tener un estatus en el que pasas a gestionar el trabajo de los demás y a operar los casos que quieras (los más interesantes y difíciles) y cuando te viene bien (y no cuando te dicen que lo hagas), porque los otros te obedecen, y porque no tienes que dar explicaciones a nadie. La realidad no puede ser más diferente: ser jefe conlleva una gran responsabilidad. El jefe deberá gestionar los recursos humanos y lidiar con los resultados que se produzcan. También asumirá los casos difíciles y rendirá cuentas a la administración del hospital. Pero, además, deberá velar por sus subalternos, a los que ayudará a gestionar la frustración cuando aparezca. La película *Senderos de gloria* (Stanley Kubrick, 1957) refleja lo que debe ser un jefe en todos los sentidos: un líder que asume la responsabilidad; que vela por su pellejo, pero que nunca antepone su bienestar a aquellos que le siguen y le han jurado lealtad. En definitiva, lucha por aquellos que le siguen y estos confían en él hasta las últimas consecuencias.

Tuve un entrenador de baloncesto que hoy en día hubiese sido primera portada de los diarios nacionales. Sus métodos de trabajo eran duros y la manera en que se dirigía a nosotros rayaba la ofensa muchas veces, si no todas. Sin embargo, su método funcionaba y ganábamos todos los partidos. Su lema era «se juega como se entrena», y no le faltaba razón. En cirugía pasa lo mismo. Si vas a una intervención conociendo bien al paciente, si has planificado la técnica que vas a utilizar, si imaginas las posibles complicaciones que puedan surgir, lo más probable es que la cosa vaya bien. El que trabaja puede triunfar a base de esfuerzo, el virtuoso puede que lo haga, pero no lo hará siempre si no se esfuerza. Cuanto más complicada sea una cirugía, más entrenamiento debe haber detrás, de la misma manera que, cuando te vas a enfrentar a un equipo muy bueno, debes esforzarte más que nunca en las sesiones preparativas.

Al final, si lo piensas, la vida es compleja porque nosotros la hacemos así, porque las soluciones siempre aparecen de la manera más sencilla. El resto son excusas.

CAPÍTULO 9

HEMOS TERMINADO

«Un cirujano deja su marca en los cuerpos de sus pacientes, pero ellos graban la suya en los surcos y arrugas de su frente.»

RUDOLPH MATAS, 1860-1957

Trabajé con un anestesista que decía que el sonido que más alegría le daba durante una cirugía era el clic, clic de las grapas. Se refería al ruido que hace la grapadora de piel que usamos para unir los bordes de la herida quirúrgica cuando damos por concluida la intervención. La gente cree que la utilización de las grapas es más cruenta y menos estética en comparación con otros tipos de suturas en la piel, pero no es así en realidad. También existe la teoría de que la herida se infecta menos con grapas que con una sutura convencional, pero esta afirmación genera controversia incluso entre nosotros mismos, los cirujanos. En cualquier caso, ambas técnicas son igualmente aceptadas y seguras y queda a criterio del especialista la técnica y el material que se utilice en el cierre de la herida quirúrgica. ¿Hay alguna sutura que favorezca un mejor resultado estético que otra? He llegado a la conclusión de que, uses la técnica de cierre que uses, la cicatriz pasará casi desapercibida un año después, en la mayor parte de las cirugías. Pero, atención, que nadie crea que desaparecen por arte de magia, porque no hay cirugía sin cicatriz. Se verá más o menos, pero ahí estará presente.

Para el cirujano, el cierre de la piel supone la finalización del procedimiento. Es el momento de respirar hondo y hacer una valoración prudente del resultado de la intervención. Durante mi época en formación, siempre me llamó la atención que el Dr. S. le daba la mano a la instrumentista nada más finalizar la sutura de la piel. Era una señal de agradecimiento; un apretón que sellaba un trabajo bien hecho. Me pareció un gesto tan honesto y tan grato que acabé adoptándolo y, desde entonces, siempre lo hago también, como señal de gratitud a quien te ha estado instrumentando durante muchas horas. Hay culturas más ceremoniosas que tienen por hábito darse un apretón de manos siempre que pueden. En Portugal, por ejemplo, es normal que te saludes así con tus compañeros todos los días cuando llegas a trabajar por la mañana. Por cierto, también mantienen un respeto absoluto por la jerarquía y los diferentes estamentos, independientemente de la actividad profesional que desempeñen. En el quirófano, un cirujano que le pide una pinza a una enfermera instrumentista durante una intervención le dice: «Señora enfermera, deme una pinza, por favor», y jamás la tratará de tú aunque ambos estén viviendo la situación más peliaguda que uno se pueda imaginar. Son identidades de cada pueblo. En el nuestro hacemos gala de otro tipo de comportamiento más campechano, pero eso no es óbice (o no debiera) para que se mantenga el respeto y para que se reconozca la labor del equipo cuando la cirugía ha terminado.

Así pues, desde hace muchos años ya, acabada la sutura de la piel, me giro y le doy la mano a la enfermera que me instrumentó ese día. Luego salgo del campo quirúrgico y me quito los guantes y la bata. Noto una sensación de calma. El Dr. Francis Moore describía esta sensación como «un sentimiento agradable de seguridad y confianza que el cirujano tiene cuando una cirugía sale bien». Me alejo del campo y aprovecho para desentumecer el cuerpo. Los cirujanos estamos mucho tiempo en una posición que resulta antianatómica (apoyamos la pelvis en el soporte lateral de la mesa de operaciones, nuestro tronco se inclina hacia delante y el cuello permanece en hiperflexión durante muchas horas). Cuanto más pasan los años, más se deteriora nuestro esqueleto, y más notamos el dolor de las articulaciones, y cómo crujen las cervicales en determinados movimientos del cuello. Como estás muy concentrado en una labor que requiere toda la atención, es normal que mantengas una postura inadecuada sin que te des cuenta hasta que te quitas los guantes. Luego en casa, ya relajado, te cuesta un triunfo levantarte del sofá, y eres albo de los comentarios más ácidos por parte de los tuyos («estás mayor», «ya no eres el que eras», etcétera).

Con el cierre de la herida, la parte técnica finaliza, pero no la cirugía. Queda una labor muy importante aún que es la de informar a los familiares del paciente. En las películas se suele representar esta escena de la siguiente manera: un cirujano atractivo empuja unas puertas abatibles y se acerca a los familiares que esperan ansiosos. Su rostro está fresco y sus movimientos son ligeros, y lleva colgando una mascarilla que, está claro, no ha utilizado. El pijama impoluto y sin arrugas, como si se lo acabase de poner en ese momento. La realidad es bien diferente: cuando sales a informar estás arrugado y sudoroso. Cuantas más horas, peor. Estás cansado, te duele la espalda y arrastras los pies. Es posible que tengas gotas de sangre en los zuecos o en el pantalón. Tu rostro tiene ojeras y cansancio y puede que refleje preocupación.

El cirujano debe cuidar su aspecto antes de hablar con los familiares, puesto que ellos son ajenos a nuestra cotidianidad.

El Dr. C. contaba siempre aquel día que salió a informar después de una intervención muy compleja y laboriosa (hasta el punto de que hubo varias complicaciones muy importantes durante la intervención que pusieron en riesgo la vida del paciente). Pudieron solventarlas todas y finalizaron con éxito la parte operatoria, así que C. salió a informar, nada más acabar, sin reparar en su aspecto. «Ha ido todo fenomenal», dijo a la familia. Esta no podía dar crédito a sus palabras a tenor de las motas rojas que perlaban su cara y a las manchas en los zuecos y las perneras, que no podían ser otra cosa que la sangre de su propio familiar. «Pues menos mal que así ha sido», respondieron ellos con caras de terror.

Yo he tenido algunas cirugías muy largas, complejas y extenuantes en las que los propios familiares se han llegado a compadecer de mí cuando he salido a informar, por la cara de cansado que, según ellos, tenía. También me ha sucedido alguna vez que he tenido que sentarme mientras explicaba cómo había ido la cirugía porque no me aguantaba en pie. La mayor parte de las veces resulta menos espectacular de lo que acabo de relatar, pero si has estado operando más de cinco horas es muy difícil que el cirujano salga fresco como una lechuga, como salen en las películas. La tensión, la concentración y, sobre todo, la postura, pasan factura.

El ejercicio de informar es una obligación del profesional médico. En contrapartida, el paciente tiene el derecho a ser informado sobre cualquier actuación relacionada con su salud (salvo cuando exprese que no quiere ser informado o cuando no se pueda porque se trata de una situación de emergencia vital). También pueden ser informados los familiares y personas vinculadas al paciente, pero siempre y cuando este lo permita o, dicho de otro modo, no exprese de manera tácita que no quiere que se informe a nadie sobre su proceso asistencial. De manera tradicional esta transmisión de la información se ha realizado en persona, pero hoy en día se realiza también por teléfono. La pandemia por COVID-19 trajo cambios en el funcionamiento de los hospitales que se mantienen en la actualidad. Uno de ellos, fue la imposibilidad de informar en persona a los familiares, puesto que estaba prohibida la entrada a los hospitales. Eran tantos los ingresados por el coronavirus y tantas las familias a las que había que informar, que se crearon grupos de médicos de diversas especialidades que solo se dedicaban a llamar a todos los familiares que se encontraban en casa esperando noticias. Normalizada ya la situación, aún utilizamos el teléfono para informar cuando no es posible una entrevista presencial, porque los familiares no han llegado al hospital, viven en el extranjero, o simplemente no quieren estar. Pero nada sustituye a la explicación que se transmite cara a cara, porque el cónyuge que espera noticias en la sala de espera quiere ver la cara del cirujano, y quiere cerciorarse de cómo ha ido todo, a través de sus palabras, pero también de su lenguaje gestual. Las relaciones personales continúan siendo esenciales en nuestra profesión y deben mantenerse, porque la confianza es clave para la curación de la enfermedad.

¿Cómo viven las familias el tiempo que dura la intervención? Con angustia. Se apretujan en salas de espera que no son confortables, sentados en sillas rígidas, incómodas, impropias para mantener una postura relajada y mantener una actitud positiva. Hay una atmósfera de preocupación global porque se suma la de todos los que también aguardan noticias. Se instaura una nube densa y gris en el techo de la sala, donde falta el oxígeno, y donde no paran de sonar los teléfonos móviles. Las horas pasan inclementes y la ansiedad de unos y otros se mezcla y se retroalimenta. Como las cirugías cardiacas suelen ser muy largas, suelo recomendar el día antes a los familiares que no se queden en la sala de espera esperando mientras miran un monitor y una pared blanca. Les aconsejo que se den una vuelta por la calle. «Ya les llamaremos cuando acabemos», sugiero, «o, al menos, dense una vuelta pero no estén todo el tiempo en la sala de espera». A veces bromeo con el cónyuge de quien voy a intervenir y les digo: «Aproveche, vaya a unos grandes almacenes y queme la tarjeta de crédito todo lo que pueda». En general, es un chiste que suele ser siempre bien aceptado y que origina una sonrisa aliviada. Es importante, también, recordarles que, durante el período de espera, es mejor evitar atender las llamadas y los mensajes de otros familiares preguntando «cómo va la cosa», que no hacen sino aumentar la angustia conforme pasan las horas de espera. En familias numerosas o muy insistentes, es útil nombrar un portavoz familiar que actúe de interlocutor oficial entre el médico y el resto de los familiares, porque evita la distorsión de la información y los problemas que surjan entre ellos (como sabemos por experiencia, las rencillas familiares que duermen en un estado de imprevisible quietud despiertan cuando alguien de la familia está hospitalizado). Muchos hacen caso y salen del recinto durante la intervención, pero siempre hay quien es incapaz de separarse de las paredes del hospital. Piensan que le están abandonando, o que no tienen derecho a distraerse mientras se está realizando la intervención a su ser querido.

Una vez comprobado que mi estado es aceptable, solicito hablar con los familiares que están en la sala de espera. La mayor parte de las veces los conoces, porque los has visto en la consulta preoperatoria, o el día antes de la intervención, pero a veces no es así, porque el enfermo ha acudido solo en ambos casos, o porque no tiene familia directa. En el caso de que no les conozcas, has de tener dos precauciones. Primera: comprobar que son *realmente* los familiares de quien has operado. Hace muchos años, siendo yo residente, salí de quirófano y le expliqué a una pareja que esperaba en la puerta de quirófano que «la cirugía había ido muy bien y que habíamos puesto una prótesis mitral tal y como estaba programado». Ellos me miraron con extrañeza y uno de ellos me preguntó, sin ambages, que de qué demonios de válvula hablaba, puesto que su pariente había venido a operarse de la vesícula biliar. Si bien el error no fue a mayores puesto que no se lo tomaron a mal, ese día aprendí una lección. Una confusión con los familiares puede ser terrible en el caso de que la cirugía no haya ido bien, o peor, que el enfermo haya fallecido (ya ha habido algún médico que ha comunicado el fallecimiento de alguien a la familia errónea). Esta anécdota de la vesícula biliar siempre la cuento a todos los residentes jóvenes cuya formación se cruza por mi vida, porque hay que cerciorarse de con quién hablas (y porque son errores que generan descrédito individual e institucional). La segunda precaución que hay que tomar viene dada si vas a informar a familiares que en ningún momento se han implicado en la enfermedad del paciente y saben muy poco, o nada. En esos casos no debes dar nada por supuesto, y es mejor explicar todo desde el principio para evitar problemas de comunicación. La confianza se basa en la manera en cómo se transmite la información, tanto en la relación cirujano-paciente, como en la vida cotidiana (como bien sabemos aunque pocas veces practicamos). A veces tardas más en contar lo que has hecho que en hacer la propia intervención.

Es importante informar en una sala destinada a tal efecto. Aunque parezca mentira, no todos los hospitales tienen un espacio para ello. Es un error descomunal. Cuando se construyen hospitales, o cuando se proyectan mejoras en centros antiguos, los responsables de los proyectos suelen olvidarse de la importancia de algunos espacios dentro del engranaje de un hospital. Uno de ellos son los vestuarios quirúrgicos, por ejemplo, que en vez de ser amplios impiden que nos cambiemos de forma cómoda y decorosa. He trabajado en muchos centros y, en casi todos, el espacio que se proporciona a los trabajadores provoca un hacinamiento absurdo. Este problema se vio acrecentado durante la época de la pandemia, momento en el que se vivió una absurda dicotomía: por un lado nos apretujábamos en el vestuario y por otro se obligaba al distanciamiento profesional en otras dependencias. Otro espacio olvidado, y que casi nunca se diseña en los planos (o se le concede un espacio irrisorio), es la sala de información para los familiares. Su existencia es necesaria por educación y por respeto, y porque hay informaciones que precisan de privacidad. No se puede informar del resultado de una intervención que ha tenido complicaciones, o que se puede torcer en las próximas horas, en un pasillo abarrotado, rodeado de gente que circula por él. Para informar de que hemos extirpado con éxito un quiste de la piel no es estrictamente necesario meterse en una sala durante un cuarto de hora con un familiar (una llamada de teléfono es suficiente). Pero si tengo que explicar que el resultado de la cirugía va a depender de las próximas horas y de que no puedo excluir que suceda un desenlace fatal, necesito un sitio donde pueda humanizar el mensaje lo más posible. No soy un mecánico de coches que le está explicando a un cliente cuál es la pieza de su coche que falla y cuál es la que hay que cambiar, en medio del taller, entre chispas de soldaduras, ruidos de herramientas y golpes de martillo.

En la sala de información los familiares aparecen con caras desencajadas por la preocupación y el cansancio. Es posible que no hayan comido nada mientras esperaban. Alguno ya se ha desmayado porque sus niveles de azúcar en sangre eran mínimos. Antes de que yo diga nada me miran con ojos interrogantes por si algún gesto mío pudiera anticiparles el resultado. Por experiencia sé que el primer mensaje es el más importante, así que empiezo con un titular que rompa con la angustia de la espera. «Ha ido bien.» Y hago una pausa para que digieran la buena noticia. En ese momento estás rodeado de dos, cuatro, seis personas que te miraban con angustia y aprensión y ves como poco a poco sus cuerpos se relajan con esas tres palabras. Emiten suspiros de alivio, se llevan las manos a la cara o realizan gestos espontáneos de agradecimiento. Hay quienes cogen el móvil para escribir rápido algún mensaje. La consecuencia de los tiempos que corren.

«Ha ido bien.» Es la fórmula que todo cirujano quiere decir después de cualquier intervención. Lleva implícito la satisfacción del operador y supone el alivio del familiar. Es, también, el resumen perfecto del trabajo colectivo bien hecho, porque, en realidad, el cirujano está actuando como portavoz del equipo que lo ha dado todo durante horas para que la intervención llegue a buen puerto. Es lo que más te puede reconfortar como cirujano, y es lo que te llevas a casa a diario: la labor bien hecha. Puede que haya días que las cosas no salgan tan bien como esperabas, pero igualmente sabes que lo has dado todo. El Dr. Frederic Larsan suele aplicar una frase demoledora: «Lo más importante de tu vida profesional es que puedas, cada día, cerrar los ojos antes de dormirte, y hacer un examen de conciencia donde compruebas que hiciste bien las cosas en quirófano, independientemente del resultado».

Pero no siempre las cosas suceden como queremos. A veces hay complicaciones. En estos casos, cuando sales de quirófano, tienes que transmitir que no las tienes todas contigo. «Lo siento. La cirugía no ha ido bien. Hemos tenido dificultades.» Son pocas las veces que pronunciamos estas palabas. Las odiamos con todas nuestras fuerzas. Son el preámbulo de explicaciones más precisas, las cuales deben pronunciarse de manera pausada, permitiendo que los interlocutores asuman la delicada situación. Es mejor que estén sentados, en un ambiente propicio. De ahí la necesidad de que exista una sala de información en la que se puedan sentir arropados, y que sea una señal de respeto hacia ellos de la institución en la que se encuentran. En estos casos el cirujano puede tender, de manera inconsciente, a dar un paso atrás. Busca las palabras adecuadas para ser lo más preciso en las explicaciones, y no puede evitar, a veces, sentirse escrutado por unos ojos que parece que le penetran y le auditan. En algunas ocasiones las reacciones de los familiares pueden ser desmedidas, pero es comprensible. El dolor cada uno lo manifiesta como le sale. No hay reglas establecidas y hay que respetarlo.

Nadie te explica en la facultad cómo se comunica el fallecimiento de un paciente a la familia. Tampoco viene en los libros de texto, ni en los manuales de cirugía. Las películas, por supuesto, tampoco sirven. La única manera de aprender es observando cómo lo hacen tus compañeros más experimentados mientras eres residente (que no tiene por qué ser garantía de que lo hagan de manera correcta). Es una de las situaciones más duras y desagradables que se le plantean a un médico en su vida profesional y, contrariamente a lo que se puede pensar, ni te acostumbras, ni lo haces nunca de la misma manera. En tu cabeza tienes un pequeño guion estructurado de cómo encauzar la comunicación de la trágica noticia, pero vas adaptándolo conforme observas la recepción de los familiares. Dudas de cómo hacerlo lo mejor posible, pero acabas soltándolo porque hay que hacerlo y punto. No deben quedar dudas ni falsas puertas abiertas a la esperanza. Y eso lo aprendes como todo: con la experiencia.

Una vez, al principio de mi carrera, salí para comunicar el fallecimiento de un paciente. Me puse delante de su hija y me pareció que lo más adecuado era preparar el terreno antes de confirmar el deceso. Dije: «Lo siento, no lo ha superado». Mi intención era dejar que asimilara poco a poco, y completar el mensaje, esta vez más claro y sin dejar lugar a dudas con un rotundo: «Hemos intentado todo lo posible, pero ha fallecido». Pero, no dio tiempo. Ella se me adelantó. Me miró con gran extrañeza y me preguntó: «Pero él está bien, ¿verdad?». Me dejó confundido. Aterrado. No me había expresado bien. Yo le había dado unos segundos de esperanza a los que se estaba aferrando. Me sentí pequeño, inútil, *¿cómo ha podido creer que aún está vivo*? Lejos de conseguir dulcificar el momento, yo había obviado que ella no tenía por qué entender esa fórmula. Ni ninguna otra que no fuera el mensaje adecuado. Ese día entendí que el primer anuncio ha de ser firme e inapelable: aun cuando la muerte sea un desenlace que entra dentro de las posibilidades (porque se trata de un enfermo que está en las últimas y de quien has informado muchas veces que la situación es terminal). No debes dudar ni echar mano de la retórica. Quien te escucha está en *shock*, sabe lo que vienes a decirle, lo intuye, pero algo dentro le impide oírlo y, por supuesto, no está preparado aunque sepa que cabe la posibilidad de que suceda. Desde ese día no dudo. Prefiero que se me considere demasiado concluyente a que mi mensaje llegue con falsas esperanzas o con titubeos. El profesional debe mostrar firmeza.

Hace diez minutos que hemos cerrado al paciente con el clic, clic de las grapas. En la sala de información, los familiares de mi paciente suspiran aliviados ante mis buenas noticias. «Ha ido bien —reitero—. Dentro de poco despertará y podrán verle. Esperemos que no surjan complicaciones en las próximas horas.» Esta es la frase que más se repite en los hospitales de nuestro planeta porque lo normal es que vaya bien. No hay nada más gratificante que terminar una cirugía y sentirse satisfecho, optimista y con la sensación del deber cumplido. Los cirujanos también somos personas y sabemos muy bien lo que es el sufrimiento de la espera de noticias. Otra cosa es que nuestro entrenamiento nos permita encerrarlo en el sótano de nuestras emociones bajo llave. Eso sí: la llave nunca la tiramos. De vez en cuando entramos para estar un rato. Es lo que llaman experiencia.

CAPÍTULO 10

'STAYIN' ALIVE'

«La longevidad merece la pena solo si prolonga la juventud en vez de la vejez.»

ALEXIS CARREL, 1873-1944

Alguien le dice que abra los ojos, pero es imposible. Le pesan los párpados. Percibe luz, sombras y siluetas. Se siente confortable, plácido. Le hablan de nuevo: «Ya has sido operado, ha ido bien». Deduce que debe ser verdad porque le molesta la zona donde le iban a operar. Intenta decirle a quien le ha hablado que no se ha enterado de nada, pero no tiene éxito porque tiene la boca acorchada. Nota un sentimiento de euforia y piensa: «Lo he conseguido. Ya estoy operado, menos mal. Qué alivio».

Muchas veces esta escena se produce en el quirófano porque es donde se despierta a los pacientes nada más acabar la cirugía. Luego se les traslada a una sala de reanimación donde quedan bajo observación hasta que recobran sus funciones básicas. El quirófano se limpia y enseguida queda listo para la siguiente intervención. Es la cadena de montaje habitual de cualquier quirófano del mundo. El paciente se queda en la reanimación unas horas hasta que es trasladado a planta (o, dependiendo de la cirugía, a su domicilio).

En el caso de cirugías más complejas y laboriosas, como pueden ser las cardiacas, es habitual que el paciente sea trasladado, dormido e intubado, a la UCI, donde se vigilará de manera más exhaustiva las primeras horas de la intervención (es necesario comprobar que no hay hemorragias, arritmias, etc. y que el paciente recupera sus funciones con normalidad).

Como ya he comentado, en el hospital donde yo me formé, el postoperatorio de la UCI era enteramente responsabilidad de nuestro servicio de cirugía cardiaca. Al principio fue un desafío pero, gracias al trabajo diario, me curtí como profesional y como persona. Como decía el Dr. P. en aquella época, «no somos especialistas en medicina intensiva y probablemente ellos [los intensivistas] lo harían mejor que nosotros, pero no se puede negar que nuestra implicación moral y profesional es total, porque lo agarramos [al paciente] en la primera consulta, le operamos el corazón, y no lo soltamos hasta el alta definitiva». Tenía razón en ambas aseveraciones. Primero, porque lo más adecuado es que el cirujano traslade la responsabilidad al médico encargado de la UCI, como sucede en la mayor parte de los servicios en nuestro país (puede ser un intensivista o puede ser un anestesista, dependiendo de la filosofía de cada centro). Pero también tenía razón cuando afirmaba que nuestra participación era absoluta: nosotros lo conocíamos en la consulta, lo operábamos, y no lo abandonábamos hasta que le dábamos el alta, una situación, insisto, poco habitual hoy en día (pero muy enriquecedora a nivel profesional).

Después de informar a la familia, el cirujano cardiaco habla con el responsable de la UCI, deja a su paciente instalado en un box, y se va a su casa. No lo hace de inmediato, sino un buen rato después, cuando tiene casi la certeza de que está estable. Ya en el domicilio te acuerdas de vez en cuando del paciente y de la cirugía, pero te relajas. *No news, good news* (es decir, si no hay noticias, es bueno), aunque, en mi caso, no puedo evitar echar un vistazo al móvil de vez en cuando por si hay alguna llamada perdida que se me haya pasado inadvertida.

Como todos los cirujanos del mundo, a lo largo de mi vida profesional me he visto obligado a volver al hospital en bastantes ocasiones, porque el paciente sangraba, o por alguna otra situación más compleja. A veces tienes que levantarte de la mesa mientras estás cenando en casa, o con tus amigos, o tienes que salir de la cama durante la madrugada. Una vez, en Navidades, estaba en el centro de la ciudad y tuve que irme al hospital. El trayecto fue un infierno porque era imposible moverse, ya fuese a pie o en transporte público. A veces no eres quien está de guardia pero, aun así, vuelves porque te has enterado de que a tu paciente le pasa algo. No tienes la obligación profesional de acudir (otro compañero está de llamada), pero algo dentro de ti te obliga a acudir. Es una decisión que no siempre entienden los que te rodean. Mi hijo pequeño siempre recuerda un cumpleaños suyo que celebramos muy entrada la noche, puesto que la intervención se complicó y no pude salir hasta esa hora. ¿Podía haberme ido y que otro se quedase? Sí, puesto que no estaba yo ese día de guardia después de mi horario habitual (precisamente lo evité para estar libre en su día), pero no fui capaz de dejar al paciente que estaba operando. Si bien él lo cuenta como una anécdota sin importancia, no olvido su cara de decepción cuando me vio llegar muchas horas después de la convenida. Todos los cirujanos tienen miles de historias parecidas a esta. Días en los que no asistes a un evento importante porque se te ha complicado la cirugía, o lo haces tarde, derrengado, y sin ganas de fiesta, y encima te encuentras caras de total incomprensión.

El horario del cirujano es de ocho de la mañana a tres de la tarde, como en cualquier trabajo, con la diferencia de que en muchos otros, cuando llega la hora, dejan lo que están haciendo y lo concluyen en su siguiente turno. Nosotros no podemos abandonar al paciente con el pecho abierto y volver al día siguiente. Es nuestra obligación moral continuar hasta el final. ¿Podría quedarse otro compañero? Sí, pero no lo haces. Es un compromiso que asumes desde el primer día que operas. Cuando cuentas a alguien ajeno a nuestro mundo todas estas cosas, te suelen llenar de halagos, y luego te dicen «es que lo vuestro es vocacional», frase que me fastidia porque parece que solo se puede aplicar al personal sanitario. ¿Acaso no hay otras profesiones que se escogen por vocación? ¿Cree alguien que me fascina que me llamen cuando estoy sentado en un restaurante?, ¿o que me alegra dejar a la familia tirada? ¿Creen que salgo corriendo para el hospital henchido de satisfacción? Algunas personas dan por supuesto que si haces lo que te gusta tienes menos mérito, o que lo haces con menos esfuerzo, y coronan el razonamiento con la palabra vocacional. El cirujano es un privilegiado por trabajar en lo que le gusta, cosa que no todos los trabajadores pueden decir en los tiempos que corren, pero la vocación no te garantiza tal privilegio.

En circunstancias normales (consideradas estas como cirugías electivas, rutinarias, o con un riesgo aceptable), el paciente se encuentra sedado e intubado en las primeras horas del postoperatorio hasta que se confirma su estabilidad y se le despierta. Al día siguiente, si todo está bien, es previsible que pueda tener el alta a la planta de hospitalización. Es normal sentir molestias de diversa índole, y no solo relacionadas con la intervención: son muchas horas en una posición fija y el cuerpo se resiente. También se pueden tener náuseas, e incluso necesidad de vomitar. En el imaginario popular se dice que «quien vomita después de la cirugía es porque está echando los restos de la anestesia» lo cual no deja de ser una leyenda más. Nosotros no contradecimos a quien lo cree, puesto que sí es cierto que puede ser debido a que aún permanece algún efecto farmacológico en el organismo, pero este se elimina por otras vías y no con el vómito. No es nada que no se regularice con el paso de unas horas. De todas las situaciones desagradables que pueden suceder después de la intervención, las náuseas y los vómitos son lo que más recuerdan los enfermos, curiosamente.

Si la cirugía ha sido complicada, o con mucho riesgo, es posible que el paciente permanezca más horas (o incluso días), hasta que se pueda avanzar con su despertar. Es lo que en la calle se llama el «coma inducido» que tanto les gusta a los periodistas como sinónimo de gravedad. «Fulano ingresó en la UCI y permanece en coma inducido», nos da idea de que Fulano está en las últimas, cuando, en realidad, se le mantiene sedado para que no sufra dolor, angustia, ni otro tipo de sufrimiento. En nuestro caso, lo mantenemos en este estado hasta que se comprueba que todos sus órganos funcionan después de la intervención.

La estancia en la UCI puede prolongarse más de lo esperado y los cirujanos vivimos con inquietud la evolución del paciente que no acaba de avanzar en su recuperación. Pasan los días y las noches, y no se observa un avance. No empeora, pero tampoco mejora. Si se trata de una cirugía de la que no esperábamos complicaciones, la preocupación se instaura porque tememos que se complique. Si la intervención ha sido compleja y cabe la posibilidad de que el postoperatorio sea largo y preocupante, lo que queremos es que no haya retrocesos. Si no hay pasos atrás puede considerarse (de momento) una evolución positiva. Los familiares, sin embargo, no lo entienden así, se desesperan, porque no ven evolución a corto plazo, quieren resultados y los quieren ya. Y no es posible comunicar novedades, porque no las hay. Es como un elefante que camina por un pasillo largo y estrecho, por el que apenas cabe. Lo importante es que avance, aunque lo haga de forma muy lenta y desesperante. Puede pararse, pero no deberá retroceder ni atorarse, porque puede ser el fin y no saldrá de ahí jamás. Para los familiares, las horas parecen días y los días, semanas. Es muy importante que la comunicación fluya en estos casos, porque la estancia va a ser larga.

El ingreso en una UCI por cualquier motivo no es inocuo ni está exento de complicaciones, que pueden llegar a resultar fatales. La gente cree que es el mejor sitio del hospital porque te vigilan mucho, pero la realidad es que si estás ahí es porque estás grave y te puedes morir en cualquier momento. Además de la enfermedad que ha provocado tu ingreso en los cuidados intensivos, la mera estancia supone un estrés añadido para el organismo; puedes estar recuperándote de una cirugía, pero, sin una razón aparente, otro órgano puede verse afectado, y si hay varios que dejan de funcionar al mismo tiempo, el riesgo aumenta exponencialmente. Solo por el hecho de estar ingresado, el paciente crítico sufre pérdidas calóricas y musculares y padece alteraciones metabólicas que aumentan el riesgo de infecciones, mala cicatrización de las heridas, pérdida de tono muscular, etc., y es peor cuanto más tiempo permanezca.

Es habitual que los pacientes o sus familiares te pidan que les dejes más tiempo en la UCI para estar más protegidos y vigilados. «Si todo va bien podrá salir a planta a lo largo del día», suele comunicar el intensivista responsable. «Bueno, doctor, nosotros no tenemos prisa; si se queda un día más, mejor, que nos quedamos más tranquilos.» En personas ancianas, una estancia excesiva provoca un problema de desorientación espacio-temporal. También puede suceder en personas más jóvenes. ¿Por qué? Pues porque los días y las noches son iguales en una UCI: luces encendidas, profesionales que hablan, puertas que se abren y se cierran, múltiples alarmas de monitores y los ventiladores que se disparan de manera constante y aleatoria. Es un ambiente hostil para todo aquel que no esté sedado convenientemente y, en especial, los más susceptibles (las personas mayores). Una noche en la UCI produce un desgaste cognitivo parecido al desfase horario de un vuelo transoceánico Madrid-Nueva York. Si sumamos el número de días como si fueran viajes, el resultado sería que quien está seis días ingresado ha dado la vuelta al mundo de un tirón y tiene un *jet lag* de campeonato. ¿Cómo no va a desorientarse un anciano? En esos casos no queda otra que sedarlos por la noche para que no sufran. A la mañana siguiente, vuelta a empezar porque, al tener el ritmo circadiano alterado, no saben si están en el hospital o en Hawái en una escala de su particular vuelta al mundo. No. De manera rotunda, quien está en condiciones debe salir lo antes posible a la planta de hospitalización. Y no es solo por la gestión de la ocupación de las camas, o por el gasto sanitario (que, por otro lado, no es una cuestión baladí, puesto que una estancia de veinticuatro horas en una UCI cuesta entre mil y dos mil euros dependiendo de las comunidades autónomas). Son las recomendaciones de los diferentes comités reunidos de manera regular para el establecimiento de normas y protocolos que se preocupan por la mejora de los cuidados de todos los enfermos.

Al día siguiente de una intervención, nada más llegar al hospital, paso por la UCI para ver cómo está el paciente. Subo en el ascensor con una sensación de calma tensa: por un lado, sé que lo más probable es que esté bien, puesto que la cirugía transcurrió sin sobresaltos y no me han llamado por la noche. Por otro, nunca sabes hasta que no lo ves con tus ojos. Es una sensación similar a cuando, de estudiante, llegaba por la mañana a la facultad sabiendo que ese mismo día publicaban las notas de alguna asignatura en el tablón. Recuerdo caminar hacia donde este se encontraba por el largo pasillo, con el recelo de alguna sorpresa inesperada, aun en el caso de que el examen me hubiera salido bien. Entrar en la UCI por la mañana para ver cómo está el paciente que has operado es parecido a ver tu nota, pero no igual: si suspendes no se acaba el mundo (solo tienes que aplicarte más la próxima vez), pero si no se encuentra bien el mazazo es considerable y, aunque suene cruel, también tendrás que aplicarte más la próxima vez.

Un día llegué por la mañana al box donde había dejado a mi intervenido la noche anterior y me lo encontré vacío. La cama sin sábanas, el colchón doblado en dos, y los monitores apagados. Aquello solo significaba para mí una cosa: se había muerto durante la noche. Me giré para confirmar con alguna enfermera mi terrible descubrimiento y noté cómo la angustia me quemaba las entrañas. Una auxiliar vino a mi encuentro señalando para el otro lado con el brazo: «Está del otro lado, doctor, le hemos tenido que cambiar de cama esta noche». Me llevé la mano al pecho. «Gracias, menos mal, ¡casi me da un infarto!» Me dirigí hacia donde me habían indicado y allí estaba, consciente y extubado. Entré y lo saludé, comprobé que todo estaba en orden.

Esta primera conversación con tu paciente después de la cirugía es un momento que el cirujano recibe con gran alivio. De forma secreta, te lo tomas como una señal de un trabajo bien hecho. Por supuesto, no lo reconocerías jamás ante nadie (un cirujano no se suele vanagloriar de sus logros por vergüenza, miedo o superstición). Estas primeras palabras: «Ha ido bien, hemos conseguido realizar lo que estaba programado», constituyen la tercera fase de la relación cirujano-paciente (la primera fue cuando le dijiste por primera vez «te tengo que operar», y la segunda, la noche antes). Este primer saludo posquirúrgico inaugura oficialmente el proceso de recuperación. El paciente te mira incorporado desde su cama de la UCI. Puede estar nauseoso, incómodo, molesto, pero se siente agradecido porque, como dice la canción: *Stayin' Alive* (se mantiene con vida). Es normal que se sienta eufórico, acelerado, contento, porque lo peor ya ha pasado, pero también porque hay hormonas, como el cortisol y las catecolaminas, que aumentan su producción en respuesta a una situación de estrés como la cirugía y que justifican también todo ese optimismo desmedido. Les suelo decir entonces que «el primer día te sentirás exultante, pero al segundo día notarás un bajón». Será cuando se den cuenta de todo el trabajo que les queda por hacer antes de tener el alta a su domicilio: caminar, valerse por sí mismo. Puede que sientan ciertos dolores o tiranteces en la herida que, si bien son molestas, entran dentro de la normalidad postoperatoria.

«Consulta preoperatoria», «saludo la noche antes», «recuperación». Tres de las fases de la relación cirujano-paciente. Hay situaciones en las que te ves abocado a saltarte de golpe las dos primeras. Imaginemos alguien que ingresa inconsciente en el quirófano y su cirugía ha de ser inmediata. En esos casos no hay tiempo para nada. Puede que consigas explicarle a la familia su situación, o puede que no si estos no llegan a tiempo. Son cirugías en las que el postoperatorio se vive con más incertidumbre si cabe, puesto que este se prevé prolongado dada la gravedad del proceso. En estos casos, la relación en el postoperatorio se produce, en realidad, con los familiares, y no con el enfermo, con el que nunca has cruzado una palabra. Es una coyuntura que conocen muy bien los pediatras cuando tratan a niños de pocos meses que no tienen capacidad de comunicación ni raciocinio, y en la que la relación médico-paciente se establece con los padres, los cuales viven con la lógica angustia la enfermedad de su hijo. En nuestro caso, si el paciente se recupera, un día despierta y se admira de que su cirujano tenga tanta relación con su propia familia. Nos mira con extrañeza, y yo me lo imagino como si fuera un marino del siglo XVI que regresa a casa de una larga singladura, y se siente un completo advenedizo porque la familia ha crecido en su ausencia. El cirujano celebra su recuperación como otra señal de buen trabajo. Es una sensación placentera salvar a quien entra en el quirófano medio muerto, y muy curiosa también, puesto que has luchado por alguien a quien no conoces de nada (ni te ha dado tiempo de pensar si te cae bien o mal). Es parecido al cariño que ya tienes por un hijo tuyo que aún no ha nacido, pero al que ya quieres, y al que le deseas salud y bienestar futuro.

A veces la tercera fase nunca llega si el enfermo tiene la desgracia de fallecer. Puede que no se den ninguna de las tres, incluso. Los médicos no somos héroes, ni llevamos capas, ni estamos provistos de poderes que produzcan la sanación por imposición de manos, o mediante pócimas milagrosas de elaboración propia. Podemos prometer trabajo, concentración, dedicación y capacidad para decidir qué tratamiento aplicar, pero, en ningún caso, podemos (ni debemos) garantizar un buen resultado. Conocemos la muerte porque la vemos acechando cada día, e intentamos que el paciente no esté delante cuando esta aparece. Pero siempre llega, porque no somos eternos.

Hay un momento crucial de la enfermedad en el que los recursos médicos se agotan. No hay más tratamientos ni cirugías que se puedan realizar y la enfermedad es irreversible. El paciente está en una fase terminal y/o agónica y nuestra insistencia solo permitiría prolongar su vida biológica sin posibilidades reales de mejora o recuperación. En estos casos, es nuestro deber como médicos plantear a la familiar lo que denominamos la «limitación del esfuerzo terapéutico». Con ella se pretende retirar todas aquellas medidas terapéuticas fútiles y evitar la instauración de otras que lo único que producen es una obstinación terapéutica inútil, puesto que sabemos que la enfermedad es terminal. No es fácil explicar a la familia esta situación, y no todos la reciben de buen grado. En estos casos buscamos que el desenlace se produzca sin que el paciente sufra, en un ambiente cálido y rodeado de sus seres queridos. Hoy en día se utiliza más el término «adecuación del esfuerzo terapéutico» para evitar falsas interpretaciones con el sentido de la palabra «limitar».

No es fácil perder a un paciente. No te acostumbras aunque tengas experiencia. Si por nosotros fuera, nos gustaría que la mortalidad fuese del cero por ciento, pero eso es imposible. Por fortuna, las malas noticias son muy poco frecuentes en nuestro ámbito sanitario en comparación con las buenas, que son las que nos proporcionan quienes se han librado de una enfermedad y gozan de buena salud.

CAPÍTULO II

LA FASCINACIÓN POR EL GOTERO

> «La enfermera capacitada ha hecho que el hospital sea agradable para los pacientes con dolencias graves, independientemente de las ventajas de su hogar.»
>
> CHARLES H. MAYO, 1865-1939

Cuando yo era pequeño, mi abuelo enfermó y tuvo que ser hospitalizado en un sanatorio de pasillos largos y paredes blancas. Me llevaban de vez en cuando a visitarlo y recuerdo que me agradaba aquel ambiente tan solemne y silencioso; ese olor permanente a antiséptico que se me colaba en las narices y que me duraba hasta entrada la noche. El sanatorio tenía grandes puertas de vidrio esmerilado que dividían las diferentes áreas de hospitalización. Por ahí circulaban enfermeras que portaban bandejas con agujas y otros adminículos misteriosos (y a quienes no parecía gustarles mi presencia pues nunca me sonreían al pasar). Yo ya sabía que quería ser cirujano, así que aquella atmósfera me resultaba fascinante.

Mi abuela se quedaba a cuidar de su marido día y noche, a pesar de las quejas del resto de la familia, quien le aconsejaba que saliera de allí de vez en cuando y que descansase. Pero no había manera; estaba siempre pendiente de mi abuelo; si necesitaba la cuña, se la ponía, si se quería movilizar, lo hacía, y así en todo momento y sin descanso, y sin la ayuda de nadie. De vez en cuando tocaba el timbre para avisar a la enfermera de que se había acabado el gotero. «Es para evitar que le entre aire y tenga una embolia», me explicaba ella ante mi mirada interrogativa. Casi medio siglo después, una de las llamadas más frecuentes al control de enfermería en los hospitales sigue siendo el mismo: «Se le ha terminado el gotero».

Los catéteres en las venas se colocan para la infusión de líquidos y medicamentos, porque actúan más rápido que por la vía oral. Un paciente deshidratado por una diarrea que acude a urgencias lo primero que necesita es que se le coloque una vía en la vena, para extraer sangre para análisis, primero, e infundir líquidos y electrolitos (o lo que sea necesario), después. ¿Por qué se deja la vía puesta? Para evitar el martirio permanente de estar pinchando los brazos al enfermo cada vez que queremos introducir líquidos (o sacar sangre). Pero no debemos confundir una vena con una arteria. No comparemos el riesgo de que una pequeña burbuja entre en una vena, con el de que esta lo haga en las arterias, en cuyo caso, las complicaciones sí podrían ser devastadoras (una burbuja de aire en las arterias puede acabar impactando en las arterias cerebrales y terminar desencadenando un accidente cerebrovascular por embolia gaseosa).

Hay un error crónico en la población que consiste en confundir las arterias con las venas. Ni tienen la misma función ni son iguales en composición. Las venas llevan sangre con poco oxígeno a los pulmones (para que se oxigene) desde las partes distales del cuerpo, y las arterias se componen de sangre bien oxigenada para nutrir a todo el organismo. Las paredes de las venas son más finas y menos consistentes que las arterias, las cuales presentan varias capas y una consistencia firme y elástica. Las arterias hay que protegerlas porque llevan sangre a mucha presión y una rasgadura o corte puede producir la muerte en medio minuto por hemorragia masiva.

En las películas se representan fallecimientos de personajes que mueren porque les rebanan el cuello y la creencia del espectador es «que le han cortado la [vena] yugular», cuando lo más probable es que le hayan seccionado la [arteria] carótida. Como cirujano, desde luego, prefiero que me ataquen a la yugular y no a la carótida, porque me da una mayor probabilidad de llegar al hospital con vida. La arteria más importante del cuerpo es la aorta, que, no sé por qué, la mayoría de la población la llama «vena aorta» y no arteria. Las venas tienen una importancia histórica y forman parte de canciones, poemas y leyendas medievales. Quien se suicida cortándose en las muñecas se dice que «se ha cortado las venas», cuando, en realidad, quien fallece de esa manera lo hace porque se seccionó las arterias radial y cubital. Los toreros con cornadas en las ingles pueden fallecer si se desgarra la arteria femoral, pero los cronistas claman en los periódicos especializados: «Le seccionó la vena safena», lo cual puede ser cierto, pero menos hemorrágico que lo anterior.

En la película *Black Hawk Down* (Ridley Scott, 2001), un soldado recibe una herida profunda en una ingle que ha seccionado la arteria iliaca. El sanitario que acompaña al pelotón la tiene agarrada con los dedos mientras esta no deja de expulsar sangre como si fuera un aspersor de jardín. En la imagen se ve cómo coge con la otra mano una pinza hemostática e intenta ocluirla para que deje de perder sangre: «¡No puedo perder la arteria!», grita a los otros miembros del pelotón que observan la escena aterrados. Solo tendrá una oportunidad, y lo sabe. Mientras vemos cómo el soldado herido cada vez está más pálido a causa de la brutal hemorragia, al sanitario se le escapa la arteria de los dedos antes de colocar la pinza y esta se retrae, desapareciendo dentro de la herida. No hay nada que hacer. El sanitario da por concluida su asistencia y el soldado fallece. La escena es tan cruda como real, y de los pocos buenos ejemplos de realidad médica que existen en el cine.

«Por las arterias, en principio, no se introduce nada; ni medicaciones, ni antibióticos, ni líquidos de reposición», me enseñó a mí hace muchos años el Dr. O., señalándome con el índice de forma admonitoria. Sí que se puede colocar un catéter en alguna arteria, por motivos diagnósticos o terapéuticos, pero es un procedimiento que requiere de una atención mucho más exhaustiva que la de una vía en una vena en la planta de hospitalización. Es muy poco frecuente (casi imposible) que un paciente tenga un catéter metido en una arteria y esté en planta, por lo que una embolia arterial en un paciente a quien se le ha acabado el suero es imposible.

Sin embargo, el gotero sigue siendo la estrella del paciente hospitalizado. Esta fascinación de la gente por un sistema que dosifica pequeñas cantidades de líquido, vertiéndolo gota a gota, es un fenómeno que produce en mí el mismo embeleso. El gotero es el símbolo de la hospitalización, de la gravedad, de los tratamientos médicos y quirúrgicos, y de la sanidad mundial. Si por televisión se emite la noticia de que se ha desarrollado una novedosa técnica quirúrgica, se acompañará de imágenes donde se ve, en primer plano, cómo cae la gota del gotero, y luego, si acaso, a los cirujanos de lejos y desenfocados. Si en una película se quiere dramatizar la gravedad de las heridas o de la enfermedad del protagonista, este tendrá un gotero bien visible para los espectadores. «Tuve que ir a urgencias y nada más entrar me pusieron el gotero», puntualizará alguien que se ha sentido mal y le han atendido en el servicio de urgencias, para dar énfasis y expresar una medida internacional de gravedad de la situación.

El Dr. T. fue un cirujano con el que trabajé algunos años. T. no era muy habilidoso, pero su principal problema no era solo ese, sino que sus decisiones quirúrgicas eran, casi siempre, desacertadas. Un día, una cadena de televisión acudió a nuestros quirófanos, previa autorización, para grabar imágenes de recurso. Como nadie del servicio quería salir en la pequeña pantalla, los camarógrafos acabaron en el quirófano de T., que justo ese día daba la casualidad de que estaba operando (por razones obvias, era el que menos lo hacía). Estuvieron media hora tomando planos generales a diestro y siniestro, sin olvidar varios primeros planos del gotero que colgaba de un palo cerca del anestesista. Tiempo después, las imágenes se emitieron a nivel nacional en los telediarios acompañando una noticia médica sin mucho interés. Se veía el primer plano del gotero, luego a T. (que, aunque difuminado, era reconocible), luego un plano general. Por razones periodísticas poco entendibles por los profanos, la figura de T. y de su gotero fueron utilizándose en los telediarios cada vez que aparecía una noticia médica o quirúrgica, ya fuese en nuestra ciudad o en el resto del país. El Dr. T. estaba encantado porque se había convertido, para su regocijo, en el cirujano anónimo más famoso. Los años pasaban y las imágenes de T. seguían ilustrando los reportajes sobre medicina u otras novedades hospitalarias dignas de interés. Llegó un momento en el que la cadena aligeró aún más su ya poca rigurosidad, y llegó a utilizar al Dr. T. y su famoso gotero para ilustrar noticias médicas de otros países europeos.

El cachondeo con T. en nuestro quirófano era constante y cuando le tocaba operar (que era de Pascuas a Ramos) siempre había alguien que preguntaba: «¿Hoy operas? Qué raro, no veo las cámaras». Eso sí, he de reconocer que la imagen del gotero era magnífica e hipnotizante. La gota tenía una cadencia de caída perfecta; lo suficiente para no marear, y lo justo para no poder quitar la mirada del sistema de suero.

Las enfermeras purgan con meticulosidad las burbujas de aire cuando conectan los sueros y fármacos que están pautados en planta. ¿Hay riesgo de que el aire que se ve en el tubo cuando el suero se ha acabado comprometa la vida de un paciente? La respuesta es no. En primer lugar porque al haberse acabado el líquido no hay más presión que pueda empujarlas dentro de la vena. En segundo, porque la propia presión de la sangre dentro de las venas impide que estas entren en el organismo; de hecho, es frecuente que la sangre gane terreno y que refluya a través del sistema de suero (otra imagen que igualmente preocupa al paciente o al familiar que lo acompaña y que es, también, motivo para pulsar el llamador). Para que se produjera una embolia gaseosa haría falta una cantidad de aire mucho mayor de la que cabe en el sistema (es decir, en la bolsa que contiene el suero y el tubo que lo conecta al catéter insertado en la vena), por lo que resulta imposible que suceda. Además, el organismo tiene la capacidad de absorber cualquier pequeña burbuja que entre en la vena, por lo que las posibilidades de problemas con las burbujas son prácticamente nulas.

William Heneage Ogilvie, un cirujano, ensayista y militar de alto rango que sirvió en la armada británica, con experiencia como cirujano consultor en varios conflictos bélicos, escribió una vez: «Casi todos los goteros que se instalan al principio de una intervención no son sencillamente innecesarios, sino que son perjudiciales. Al menos la mitad de los que se instalan después son una rutina automática o una garantía contra la preocupación más que una forma considerada de tratamiento».

Si erradicásemos el miedo a los goteros en nuestro país, la carga de trabajo de las enfermeras y las auxiliares de enfermería se reduciría de manera sustancial. ¿No sería mejor explicar que el miedo es infundado? A veces el personal sanitario adolecemos de transparencia, y el resultado no es otro que la cronificación de las falsas creencias. La medicina era aún peor hace unas décadas, oscura y paternalista. Esto debe cambiar. El talante del profesional de la medicina tiene que virar hacia actitudes educacionales y preventivas. Si a un paciente le enseñas para qué y por qué tiene insertado un catéter en la vena y cuáles son sus posibles complicaciones, este no solo desmitificará lo que no comprende, sino que pasará a ser un sujeto activo en su propio proceso, y los resultados serán mejores. De la misma manera, si extrapolamos esta actitud al resto de procedimientos, tratamientos, intervenciones, y demás que se realizan cada día en el mundo hospitalario, comprobaremos que nuestro sistema sanitario mejorará, no solo gracias a sus profesionales, sino también a los propios usuarios de salud (en realidad, todos, en algún momento de nuestras vidas). Conseguiremos un sistema más eficiente, de cara a un futuro en el que cada vez somos más, vivimos más tiempo y los recursos son limitados. La meta no debe circunscribirse a la curación en exclusiva, sino a la formación en salud y a la prevención de las enfermedades. Benjamin Franklin dijo una vez: «Una onza de prevención vale una libra de cura». En medicina no hay mejor cura que la de evitar la enfermedad.

Así pues, no debemos preocuparnos si se acaba el suero, pero, ¿estamos libres de peligro cuando nos encontramos ingresados? No. Todo aquel que se encuentra hospitalizado tiene riesgo de tener complicaciones y/o enfermedades diferentes a las que le llevaron a ingresar o a permanecer en recuperación después de una cirugía. Una de las más frecuentes son las infecciones nosocomiales[1], que son aquellas

1. Del griego *nosokomein*, que significa «nosocomio» (hospital).

que se desarrollan durante la hospitalización del paciente y que no estaban presentes ni en período de incubación en el momento del ingreso. Sus causas son el debilitamiento inmunológico, la aparición de microorganismos resistentes, la existencia de cirugías complejas y cualquier tipo de procedimiento invasivo que se realice durante el ingreso. La Sociedad Española de Medicina Preventiva, Salud Pública y Gestión Sanitaria mantiene abierto un estudio de prevalencia de infecciones nosocomiales en nuestro país con el objetivo de poder ir reduciendo la prevalencia de las mismas, que en el año 2023 se situaba en un 8,1 %. ¿Cómo podemos conseguirlo? Una de las medidas en las que se debe incidir es en la higiene y prevención por parte de los propios trabajadores. Muchos estudios confirman que la fuente de gérmenes más frecuente en los hospitales son las batas de los médicos y, más en concreto, aquello que se lleva dentro de los bolsillos, como teléfonos móviles, fonendoscopios, etc., que son manoseados con asiduidad y que no se limpian habitualmente. El médico toca sus adminículos infectados y luego explora a un paciente sin lavarse las manos, y vuelta a empezar en un círculo peligroso para el enfermo. Hay estudios que confirman que hasta el 40 % de las batas están contaminadas, por muy inmaculada que esta parezca. Lavarse las manos tiene que ser para un sanitario un acto reflejo, como mirar por el retrovisor lateral del coche antes de cambiar de carril (y sin embargo, todos conocemos a alguien que lleva toda la vida conduciendo y nunca lo hace, ¿verdad?). Las infecciones nosocomiales sí representan una verdadera amenaza, y no el gotero que se ha terminado.

Pero no solo los microorganismos atacan al paciente hospitalizado. También la manipulación del propio personal sanitario supone una amenaza. Cualquier procedimiento, por sencillo que parezca, o por muchas veces que lo hayas realizado, se puede complicar. Hace muchos años ayudé a un residente a realizar una toracocentesis a un paciente con un derrame pleural severo (que es un acúmulo de líquido o sangre entre el pulmón y la caja torácica). El procedimiento consiste en colocar un catéter de plástico de menos de tres milímetros a través de las costillas, sin lesionar los vasos y los nervios, para aspirar el drenaje del líquido que no debe estar ahí y que compromete la respiración. Como ya tenía experiencia le dejé que actuara solo (no llegué siquiera a ponerme guantes), si bien estuve con él en todo momento. El procedimiento transcurrió sin incidencias y luego solicitamos una radiografía de control donde el derrame había desaparecido. Felicité al residente y me fui a otros menesteres. A los cinco minutos me llamó porque le había llamado la atención que, en la radiografía, dentro de la cavidad pleural, aparecía una línea blanca de menos de un centímetro de largo que no se veía antes de la toracocentesis (puesto que estaba oculta por la imagen del derrame). No supe decirle qué era aquello y tampoco le di mucha importancia puesto que la paciente estaba bien. El residente me preguntó entonces: ¿no tendrá que ver con el catéter? ¡Toma, claro! Podía tener razón. Nos habíamos cerciorado de quitar el catéter una vez despejado el líquido pero... ¿Había salido todo, *entero*? ¿Podía, de manera inexplicable para nosotros, haberse quedado un trozo de tubo dentro? Revolvimos en la basura hasta encontrarlo. Lo alcé a la luz y observé la punta. ¡Rayos! En efecto, ¡faltaba el centímetro más distal del tubo! Incomprensiblemente se había desprendido (error de fabricación), o seccionado (error de manipulación), o lo que hubiera pasado en esa zona del catéter, y este se había quedado dentro del espacio pleural. Al ser más denso que el aire se veía en la radiografía como una línea blanca; estaba fuera del pulmón, pero dentro del tórax. Como responsable del procedimiento y de la formación del residente, valoré la situación en conjunto (el paciente se encontraba mucho mejor, el plástico que estaba dentro había entrado estéril y, por lo tanto, no tendría por qué producir infección), y decidí no hacer nada, puesto que abrir para quitar un trozo de plástico minúsculo era absurdo y aumentaba el riesgo de otras complicaciones. Además, «hay muchas situaciones en las que un enfermo se somete a una intervención y dentro se queda material extraño, y no por ello tiene que desencadenar problemas», le dije al residente, que comenzaba a sentirse algo compungido. No me faltaba razón. En nuestras cirugías cardiacas dejamos, además de una prótesis valvular, alambres que cierran el esternón, suturas, clips, etc. que se quedan dentro del organismo para siempre, y que son más largos y anchos que aquel minúsculo trozo de plástico. El paciente tuvo alta finalmente, respirando mucho mejor y muy contento, puesto que no le había dolido nada el procedimiento. Pero no le dijimos nada del trozo de plástico de marras.

¿Cometimos un error no informándole? He preguntado algunas veces a otros colegas por este caso y he recibido respuestas dispares. Algunos dicen que hubieran actuado de la misma manera («¿para qué preocuparlo sin necesidad? Estaba bien y se fue a casa») y, otros, que no, que se lo hubieran comentado al paciente («es mejor decirlo antes de que se enteren y luego te demanden»). La primera respuesta era un ejemplo de medicina paternalista, la segunda, de medicina defensiva.

Pasados unos meses, acudieron a mi consulta el paciente y su esposa. Venían remitidos por el médico de familia. Ya ni recordaba el caso, hasta que me contaron el motivo de su visita. El paciente había tenido un resfriado, su médico le había solicitado una radiografía y, alertado por la existencia de un material extraño que se veía en una parte del tórax, le preguntó si le habían hecho algo en esa zona. Él contó lo de la toracocentesis, así que nuestro colega le envió de vuelta a nuestra consulta para recibir explicaciones. Fue lo que hice. Se lo tomaron bien, entendieron que las complicaciones pueden suceder, y que todo es susceptible de pasar en un hospital, pero no comprendían que no se lo hubiéramos comunicado. No encontré argumento para rebatir. Se me pasó por la cabeza decirles que había sido para no preocuparles, pero, sin duda, eso no había surtido efecto puesto que ahí estaban, así que acepté aquella pequeña lección. «La honestidad debe ensombrecer siempre el ego del especialista en cirugía», suele recitar el Dr. Frederic Larsan, que es un cirujano que nunca da puntada sin hilo.

El enfermo hospitalizado nunca está protegido del error del profesional sanitario. Antiguamente ni se tenía en cuenta esa posibilidad, simplemente eran «cosas que pasaban». A raíz de la publicación en 1999 del libro *Errar es humano: construyendo un sistema sanitario más seguro* por parte del Comité sobre la Atención Sanitaria de Calidad en Estados Unidos, los sistemas sanitarios de todo el mundo comenzaron a promocionar la seguridad del paciente. En el libro se daban unas cifras aterradoras: unas cien mil personas morían cada año en los hospitales de Estados Unidos como consecuencia de eventos adversos prevenibles, suma que incluso triplicaba el número de fallecidos por accidentes de tráfico en las carreteras norteamericanas. El problema no radicaba en la existencia de malos profesionales, sino en que el personal sanitario trabajaba en sistemas poco seguros para el paciente.

Diversos estudios realizados en nuestro país en el año 2022 indican que, alrededor de uno de cada diez pacientes sufren daño como consecuencia de la atención sanitaria y, lo que resulta más asombroso, aproximadamente la mitad de los casos son prevenibles. Según la OMS, la seguridad del paciente es «el conjunto de actuaciones orientadas a reducir el riesgo de daño innecesario que está relacionado con la atención sanitaria». Es esta propia organización quien puso en marcha la Alianza Mundial para la Seguridad del Paciente con el propósito de liderar una estrategia global para desarrollar programas que mejoren su seguridad a nivel internacional. En España, a través del Ministerio de Sanidad y en colaboración con las comunidades autónomas, se viene desarrollando una estrategia de seguridad del paciente basada en recomendaciones de expertos internacionales y nacionales, dirigida a la promoción de la cultura de la seguridad en las organizaciones sanitarias. Incluyen la gestión del riesgo, la necesidad de formación de los profesionales en prácticas seguras y la concienciación del problema de pacientes y ciudadanos. Aun así, la OMS asume que, a nivel mundial, el 10 % de los pacientes que ingresan en un hospital sufrirán algún tipo de incidente de seguridad y uno de cada trescientos pacientes que sufran uno de estos incidentes fallecerá como consecuencia de este.

Otra de las complicaciones frecuentes del paciente hospitalizado es que sufra una caída. Según estudios, aproximadamente entre el 2 y el 12 % de los pacientes experimentan una caída durante su estadía en el hospital. Las consecuencias directas del batacazo pueden variar, de pequeños hematomas a lesiones más severas o fracturas de huesos. Para evitarlo, existen una serie de medidas protocolizadas que el personal que se encuentra al cuidado del paciente conoce y lleva a cabo como parte de sus funciones diarias, además de la de atender a todas las llamadas que se produzcan.

Sus competencias son más importantes que las de descolgar el gotero cuando este se ha acabado, o de sustituirlo por otro nuevo.

CAPÍTULO 12

TIENES VISITAS

«Cuanto antes pueda alejarse al paciente de la influencia depresiva de la vida de un hospital general, más rápida será su convalecencia.»

CHARLES H. MAYO, 1865-1939

Hay actitudes muy arraigadas en nuestra sociedad. Una de ellas es la misma que obligaba a mi abuela a no separarse de su marido enfermo: la necesidad de acompañar al paciente que está hospitalizado durante el día y, sobre todo, durante las noches. La Ley 8/2003, de 8 de abril, sobre derechos y deberes de las personas en relación con la salud (artículo 14), obliga a todos los centros a facilitar el acompañamiento de los enfermos por parte de, al menos, un familiar o una persona de su confianza (excepto en los casos en que esta presencia sea desaconsejable o incompatible con la prestación sanitaria conforme a criterios médicos).

Ahora bien: ¿es realmente necesario que se queden los familiares por las noches? En los hospitales donde trabajé en Portugal, donde me formé como cirujano, a ningún familiar se le permitía quedarse por las noches a acompañar a los ingresados, salvo en los casos de menores de edad o en otras situaciones poco habituales. Los enfermos recibían visitas a las horas estipuladas y luego se quedaban solos con sus compañeros de cuarto viendo la tele en una sala común o, simplemente, durmiendo. Me consta que hay más hospitales en Europa donde se mantiene esta filosofía. ¿Son más desapegados que nosotros?, ¿tal vez entienden que el familiar ingresado está bien acompañado por el personal sanitario que trabaja en el turno de noche?

Volviendo a nuestro país, a veces he intentado explicar a un familiar que no era estrictamente necesario que se quedasen, pero el resultado ha sido infructuoso.

Los más amables respondían que se iban a quedar sí o sí después de escuchar mi opinión, y los más reacios ni se planteaban tal posibilidad e, incluso, mis argumentos en contra de su estancia nocturna les resultaban ofensivos y sospechosos. En nuestra realidad diaria, los familiares se quedan a dormir por las noches. Únicamente no están acompañados aquellos enfermos que no tienen familia o quienes se encontraban de turismo y la dolencia les pilló por sorpresa.

La mayoría de las veces que, a primera hora, comienzas la visita de los pacientes que están ingresados en planta encuentras a los acompañantes durmiendo todavía. Algunos ya están despiertos, pero tienen la misma cara demacrada que tenía mi abuela cuando cuidaba de mi abuelo en el sanatorio. A veces, el paciente incluso tiene mejor aspecto que el acompañante, que luce unas ojeras hasta los pies y tiene la irritación del que no ha dormido bien en toda la noche. «Váyase a casa; al menos, hágalo ahora por la mañana. Dese una vuelta y despéjese. No vuelva hasta por la noche», les he aconsejado a lo largo de los años —a quienes me han querido oír—, la mayoría de las veces, sin resultado.

El familiar siente que debe recluirse con su ser querido. Que deben padecer juntos la enfermedad. Cree que es la mejor forma de demostrarle su amor y su compromiso, en un acto que recuerda a otra época o a otras culturas, pero que, en realidad, no resulta muy eficiente, puesto que en vez de un enfermo acabas teniendo dos. Fuera la vida sigue, y el familiar ha de seguir ocupándose del hogar, de las obligaciones profesionales, y tantos otros imprevistos sociales que no tienen la bondad de esperar a que llegue el alta. Y no puede estar en dos sitios a la vez.

Al Dr. J, con quien trabajé hace unos años y con el que mantengo hoy en día una gran amistad, se le llevaban los demonios a primera hora de la mañana, cuando entrábamos en el cuarto de un paciente a quien habíamos trasplantado. Si bien el centro donde trabajábamos en aquel entonces hacía gala de la cercanía y el exquisito cuidado por sus enfermos, algunos tomaban esta filosofía al pie de la letra. Sobre las nueve de la mañana, y después de llamar a la puerta, J. y yo entrábamos para hacer la visita clínica del paciente. Nada más abrirla, nos encontrábamos el cuarto en penumbra, con la atmósfera cargada y sin oxígeno, y con dos gruñidos acompasados de fondo, que anunciaban que un hombre y una mujer dormían plácidamente ajenos a nuestra presencia. Al principio no éramos capaces de ver nada. Luego, poco a poco, nuestros ojos se acostumbraban a la oscuridad y comenzaban a dibujarse dos figuras: una el paciente dormido en su cama, y al lado, su esposa, tumbada en una butaca reclinable y tapada con recato para que no se le viera el pijama. Todos los días se repetía aquel cuadro. «¿Servicio de habitaciones?», soltaba cada día el Dr. J., bien alto y con el tono más irónico posible. Ambos despertaban al instante y J. volvía a la carga: «Luego volvemos cuando estéis visibles y os traemos el desayuno. Vosotros no os estreséis, estamos aquí para serviros». Ellos parecían sentirse aludidos, pero, en realidad, nunca ponían remedio puesto que la escena se repetía todos los días. Por más sarcástico que fuera el tono que el Dr. J. utilizase al día siguiente, este surtía el mismo efecto que tirar un hueso de aceituna en el cemento para plantar un olivo.

Los fines de semana y, en especial, el domingo, es el día elegido por las familias para visitar a cualquier paciente intervenido. Para quienes llevamos muchos años en este noble oficio, nos resulta curiosa y previsible la interacción que se produce entre el enfermo recién operado al corazón y todos aquellos que vienen a verle. Con un simple vistazo, o mediante la captación de un pequeño fragmento de una conversación, nos basta para entender si la visita es debida a una preocupación real o tiene otros fines, como comprobar si la cosa es seria y es el momento de pensar que, a corto plazo, puede que les caiga una herencia. El ser humano no deja de ser un animal, y tiende a comportarse de esa manera cuando puede comprometerse lo que cree que puede ser suyo en un futuro. «Hoy han venido los buitres», solemos comentar entre nosotros, cuando algún anciano que está próximo a fallecer y que no ha recibido la visita de nadie en semanas tiene, de repente, la habitación llena de familiares muy preocupados por su salud.

Las enfermedades, al igual que las Navidades, son el habitual caldo en el que bullen las rencillas de las familias. Antiguos conflictos y disputas no aclaradas florecen como narcisos en primavera y se acentúan de manera directamente proporcional a la evolución del paciente ingresado. Cuanto más anciano y más enfermo mayor es la probabilidad de que necesite apoyo cuando tenga el alta, y mayor también el trastorno que esto producirá en sus familiares. Porque el fallecimiento no es el peor escenario, sino la posibilidad de que precise de una residencia privada o la contratación de una persona para que ayude y que tengan que costear entre todos. Son situaciones que avivan las diferencias familiares como verter gasolina en una hoguera que nunca se llegó a apagar.

Otra coyuntura frecuente durante las visitas del fin de semana es la que provocan quienes llevan a sus hijos para que el abuelo convaleciente pueda disfrutar de sus nietos. A veces he entrado en habitaciones que parecían una romería. Más de ocho personas he encontrado en un espacio minúsculo, consumiendo el oxígeno y las energías de aquel a quien visitan, y también del paciente de la cama de al lado, en el caso de ser una habitación compartida. He visto niños correteando, sentados en el suelo, entrando en el baño de los enfermos, tocando todo por todos los lados con dedos que inevitablemente acaban en sus inocentes bocas. Y yo me pregunto: ¿qué pinta un niño en un hospital? (Ahora entiendo aquellas miradas que nos lanzaban las enfermeras a mi madre y a mí cuando íbamos a visitar a mi abuelo en el sanatorio. No se trataba de que fueran antipáticas, sino que ¡no estaban de acuerdo con mi presencia allí!)

He visto adultos hablando a voces en los pasillos, sentados en las camas y rebañando la comida que el paciente no ha podido terminar, o no le apetecía. ¿En qué cabeza cabe que se produzca ese comportamiento en un centro hospitalario? Muchas veces les he pedido a todos que fueran a sus casas apoyado en las normas que rigen en el centro al respecto (la mayoría de los hospitales de las diferentes comunidades autónomas solo permiten dos acompañantes por paciente, como mucho), y no pocas veces he observado cómo el paciente me lo ha agradecido con gesto aprobatorio, cuando se ha despejado la habitación. En alguna ocasión, algún familiar ha salido poco convencido, sin dejar de echar un vistazo a mi identificación con la idea de poner una queja. «Estas medidas se adoptan por el bien del enfermo y no por capricho», les informo. La mayoría lo entienden, pero algunos no.

Los hospitales tienen siempre las puertas abiertas, y el control sobre quienes entran en él es nulo, o poco efectivo y testimonial. En otra época se diseñó un sistema de pases para visitantes que se entregaban cuando el familiar ingresaba, y que permitía al portador acceder a la planta de hospitalización después de mostrarlo en la puerta. Algunos lo mantienen en la actualidad con pobres resultados. Si analizamos el número de personas que pululan por cualquier pasillo de las plantas de hospitalización y lo dividimos por el número de pacientes ingresados, no salen las cuentas. ¿Qué inconveniente genera esta falta de control sobre los que entran y salen? Un hospital es un edificio grande, de difícil gobierno, y con un problema crónico que la gente de la calle desconoce hasta que ingresa: los robos. En mi opinión no hay nada más execrable que sustraer objetos a ancianos, enfermos y desvalidos. Puede tratarse de una banda organizada o, por increíble que parezca, pueden ser familiares que visitan a enfermos reales y que aprovechan un descuido para robar en otra habitación (lo cual resulta más nauseabundo si cabe). La única manera de combatirlo es tener cuidado con los efectos personales, para evitar ponérselo fácil a los amigos de lo ajeno. Tampoco el personal sanitario estamos libres de robos. Hace bastantes años, un ladrón se dedicó a entrar en todos los despachos y a llevarse todo aquello que estaba encima de las mesas: ordenadores portátiles, carteras, etc. Lo más asombroso fue que todos le vimos minutos antes de cometer el atraco y no nos pareció sospechoso: vestía de traje y llevaba una maleta pequeña consigo. «Será un representante que ha venido a visitar a alguien», pensamos todos. Pero, no, en cuestión de minutos, su disfraz le permitió pasar inadvertido y cometer su fechoría.

La profesión de cirujano es la más bonita que existe. Te comprometes con una persona, le realizas una intervención, ves cómo mejora en la planta y, más tarde, cómo se va a casa más aliviado y agradecido. Pero todo esto que se resume tan fácilmente en una frase es el resultado de la labor del equipo que trabaja en la planta, y no solo del cirujano. Me estoy refiriendo a los técnicos en cuidados auxiliares de enfermería, comúnmente denominados «auxiliares», y que son quienes interaccionan en todo momento con el paciente que está hospitalizado. Un auxiliar tiene competencia para preparar material médico, cuidar las condiciones sanitarias del entorno y colaborar en la prestación de cuidados psíquicos, y no solo se ocupa de lavar el trasero, ni es la ayuda de cámara de nadie que esté ingresado, como algunos piensan que son. En enfermos intervenidos al corazón, una de sus funciones consiste en su movilización precoz, labor que resulta crucial para su restablecimiento. Una auxiliar de enfermería comprometida con su trabajo resulta transcendental para que un enfermo gane fuerza y confianza y, paulatinamente, evolucione hasta obtener el alta clínica.

Es muy habitual que el paciente, o el familiar, confundan un auxiliar con una enfermera y crean que tienen las mismas competencias. Ambos colectivos constituyen la primera línea de cuidados. Las enfermeras de planta se ocupan del bienestar del paciente (y del familiar que lo acompaña), de atender a sus llamadas (*y de retirar los sueros que se han acabado*) y, por supuesto, de suministrar la medicación pautada. Su labor es tan maravillosa como (a veces) ingrata, y nuestro éxito como cirujanos se debe también a su abnegada labor diaria, siempre en la sombra. Tienen, también, una importante labor conciliadora, ante situaciones que surgen por malentendidos o por la irritación que provoca el cansancio de tantos días viviendo ingresado en un hospital, ya sea en el paciente o en el familiar. (¿Cómo no se va a volver loco alguien que duerme en una butaca, si cuando nosotros, los médicos, pasamos veinticuatro horas de guardia salimos del hospital como si acabásemos de salir de la cárcel?)

Los hospitales son locales que cansan, desquician, y que pueden generar más problemas de los que ya tienes en tu vida. Por eso, cuanto menos tiempo estés ingresado, mejor. Y —siempre y cuando estés restablecido—, cuando antes te den el alta, mejor aún: menos necesidad de acompañamiento, menos probabilidad de complicaciones, y más posibilidad de tratar a otros que lo necesitan.

¿Qué puede hacer el paciente para irse a casa lo antes posible? Algo tan sencillo como *poner de su parte*. Entiendo que es fácil de decir para el cirujano, pero no es tan asequible para aquel que ha sido intervenido recientemente. Nuestros pacientes suelen decir después de la intervención que tienen la sensación de que un camión les ha pasado por encima. Es curioso que utilicen ese vehículo de transporte y no otro. No hablan de un autobús, un tanque o un tractor, sino de un camión, como si este último fuera más devastador que los anteriores. Al tercer día se sienten con flojera generalizada, inapetentes, cansados y, sobre todo, temerosos. Es en ese momento en concreto cuando el cirujano debe forzarle un poco para que empiece a progresar de forma paulatina. Suelo decirles que «no hay pastillas para que demuestres lo que vales», o que «es el momento de sacar fuerzas de flaqueza», u otras frases que alienten al paciente en un momento que los cirujanos consideramos clave. El Dr. Larsan lo llama «la hora de sacar el látigo». Por supuesto, no azota a nadie, pero él es conocido en su planta por sus regañinas a aquellos enfermos que, claramente, tienen miedo de movilizarse o se empeñan en creer que no serán capaces de ponerse en pie. Cuentan que cuando pasa visita los domingos, a los diez minutos de su llegada hay un tráfico de pacientes circulando por el pasillo obligados por él, como si de repente se hubiese declarado un apocalipsis zombi. A él le encanta ese papel de castigador, y considera que es un rol que alguien tiene que desempeñar. Alguna queja escrita ha recibido en el departamento de atención al paciente, pero, en general, la mayoría están encantados de que haya alguien que les ponga las pilas.

Es normal que un convaleciente tenga miedo a caerse. Dentro de las diferentes estrategias dirigidas a mejorar su seguridad se encuentra la creación de protocolos para minimizar el riesgo de caída, que según el Ministerio de Sanidad supone más del 10 % de los incidentes notificados por las distintas comunidades autónomas. Una de las situaciones que más me impresionaron de mi época de residente fue la de G., una paciente de sesenta años que ingresó para una cirugía rutinaria, y que acabó por permanecer hospitalizada durante diez meses hasta que tuvo alta. G. se sometió a una cirugía valvular que se complicó en el postoperatorio inmediato, siendo necesario llevarla al quirófano para reoperarla la misma noche. Dos días después hubo que reintervenirla otra vez, y de esta tercera cirugía salió muy maltrecha, circunstancia que provocó que pasase mucho tiempo en la UVI, sedada, intubada y con mucha medicación. Las semanas pasaron y su evolución era cada vez peor, puesto que sus riñones dejaron de funcionar, cogió una infección en la sangre y su corazón se deterioraba por momentos. A los dos meses ninguno de los cirujanos del servicio creíamos que fuese a sobrevivir, pero, en vez de empeorar, G. comenzó a recuperarse. Poco a poco la infección remitió y todos sus órganos volvieron a trabajar bien y en sintonía. Llegó a despertarse e, incluso, fue extubada, lo que nos permitió hablar con ella. Su mejoría llegó a ser tal, que un día se decidió que estaba en condiciones de tener alta a la planta. Recuerdo perfectamente que estábamos cerca de Nochebuena y que alguien dijo que aquello era un regalo de Papá Noel. Pero la noche antes de su salida todo se torció. G., de repente, tuvo una parada cardiaca y hubo que reanimarla. Salió de ella. Las pruebas que se hicieron a continuación a pie de cama revelaron que tenía sangre alrededor del corazón ¿Cómo era aquello posible? Era como si alguna de las suturas de la intervención, realizada hacía más de cinco meses, se hubiera movido de manera caprichosa dejando salir sangre del interior del corazón. Se estableció un debate entre los cirujanos que se encontraban de guardia: unos estaban a favor de llevarla a quirófano e intentar salvarla (las posibilidades de éxito eran pequeñas puesto que se trataba de una mujer muy debilitada, pero había que intentarlo), y otros de no hacer nada (puesto que la probabilidad de superar otra larga estancia en la UCI era prácticamente ninguna). Como no había consenso, alguien dijo que la decisión la debería tomar el cirujano más veterano que se encontraba de guardia ese día, y así se hizo. Aquella noche, G. entró por cuarta vez en el quirófano, con muy pocas posibilidades. La cirugía duró doce largas horas, en las que el equipo de guardia luchó hasta la extenuación, y mucho más allá. Al finalizar el procedimiento, G. volvió a su cama de la UCI donde había permanecido casi medio año. Era verano cuando había entrado en el hospital, y estábamos a punto de celebrar el día de Navidad la madrugada que finalizó su cuarta intervención.

«Es asombrosa la capacidad de aguante del ser humano», dijo el Dr. Z., dos meses después. Hacía referencia, por supuesto, a G. quien no solo había aguantado todo el envite, sino que se encontraba cada día más estable. Ver para creer. Nadie, ya fuese cirujano, enfermera de UCI, auxiliar, o personal sanitario de otras especialidades, recordaban una hazaña tan increíble. Se daba el hecho, además, de que G. no tenía familia, o al menos nadie nunca había ido a visitarla. En las épocas en las que estuvo al borde de morirse (por lo menos fueron cinco o seis veces), todos nos habíamos congraciado de que estuviera sola en el mundo, puesto que, de esa manera, no había una familia directa sufriendo aquel drama. En contrapartida, tampoco había un marido o unos hijos a los que pudiéramos contarles la admiración que todo el hospital le profesaba a G. por su increíble robustez y aguante.

Cercana la primavera, G. se sentó por primera vez en una silla especial en la UCI. Su cabeza estaba despejada, comprendía nuestras órdenes, y comenzaba a mover los brazos y las piernas, aunque con dificultad. Se expresaba con un hilo de voz por la debilidad, pero era capaz de hacerlo. Aquello era un milagro. El 1 de abril, G. tuvo alta a planta. Se escogió una habitación individual cercana al control de las enfermeras para que estuviera un poco más vigilada, dada su debilidad y que nunca iba a recibir visitas. Poco a poco fue ganando fuerza y, a mediados de mayo, era capaz de ducharse sola y de caminar por el pasillo. Llegaba el momento de que pudiera salir del hospital, pero, dadas sus circunstancias personales, se le buscó una plaza en una residencia hasta que G. fuese completamente autónoma.

El día que G. iba a tener alta llegué al hospital tarde porque pinché una rueda. Después de maldecir mi suerte en la cuneta acabé por cambiarla por la de repuesto, no sin llenarme de grasa hasta los antebrazos. No estaba de buen humor cuando crucé la puerta principal, así que tampoco me importó mucho las caras largas de alguno de mis compañeros cirujanos. Cuando ya estaba enfundado en la bata me senté delante del Dr. O., vi que algo le pasaba puesto que me había visto entrar en nuestro cuarto habitual de descanso y no se había metido todavía conmigo. «¿No te has enterado?, G. ha fallecido esta noche», anunció con cara seria.

Los pacientes que mueren en el hospital también tienen alta. El cierre de un episodio atendido en el área de hospitalización puede ser por curación, por traslado, pero también por fallecimiento, como en el caso de G. Me conmocionó la noticia, pero más aún cuando O. me explicó las circunstancias de su deceso. En mi cabeza se agolpaban diferentes posibilidades: ¿parada cardiaca?, ¿se habían reventado las suturas otra vez?, ¿accidente cerebrovascular? El Dr. O. negó todas con la cabeza. «Según cuentan las enfermeras, G. tuvo un episodio súbito de urgencia intestinal por la noche y se levantó de la cama para ir al baño antes de que aquello pudiese ensuciarle. No llegó a tiempo, así que la diarrea le sobrevino, con la mala fortuna de que pisó sus heces líquidas, se resbaló y se golpeó en la cabeza produciéndose un traumatismo craneoencefálico fatal.» Me quedé de piedra. «La han encontrado muerta, en un charco de sus excrementos, y aun habían tenido algo de dificultad para acceder al baño, puesto que el cuerpo bloqueaba parcialmente el acceso», añadió.

No daba crédito a lo que estaba contándome. De repente me miré las manos llenas de grasa y me sentí miserable por haber sentido, hacía tan solo cinco minutos, que aquellas manchas sucias eran un ejemplo de mi mala suerte. ¿Qué derecho tenía a quejarme, cuando hay personas que sufren hasta que mueren sin tener una oportunidad? ¿Quién merece morir en esas circunstancias cuando te has librado de la muerte tantas veces? Y entonces O., siempre dado a las frases rimbombantes y a los chascarrillos irónicos, dijo algo que por primera vez me sonó en él a muy sentido, y que recordaré siempre: «No entiendo como alguien puede llegar a morir así después de sufrir tanto. La vida es una puta mierda ya, en sí, como para tener que morirte a causa de tus excrementos y rodeado de ellos».

Recuerdo la historia de G. siempre que paso visita y que le digo a un paciente, que está en la fase de volver a deambular después de una cirugía, que utilice zapatillas cerradas atrás, que tenga cuidado al ir al baño y que no se apoye en el palo del suero, puesto que este tiene ruedas y uno puede pensar erróneamente que le puede servir de apoyo. Los hospitales tienen protocolos de prevención, pero a veces las caídas son inevitables y suceden. Alguna vez me he preguntado qué hubiera pasado con G. si hubiera estado acompañada por un familiar. ¿Se hubiera salvado? Los protocolos anticaídas en pacientes hospitalizados que he consultado no lo contemplan como un procedimiento de seguridad. Además, la actuación del personal de aquella noche, como quedó comprobada, fue inmediata y diligente. Simplemente, la suerte se volvió en su contra.

Desde aquel día he vivido caídas de otros pacientes a lo largo de los años, pero ninguno ha tenido un desenlace tan terrible. A algunos los he cosido yo, porque se han golpeado en la frente después de tropezarse o al salir de la cama. De hecho, he vivido muchos otros dramas, pero ninguno como el de G., que siempre me recuerda aquella frase que suele soltar el Dr. Larsan y que dice que «hasta para morir hay que tener suerte».

CAPÍTULO 13

TE DOY EL ALTA

«En cirugía todas las operaciones se registran como un éxito si el paciente puede salir del hospital vivo, aunque el posterior seguimiento del caso pueda ser tal que haría que un cirujano honrado nunca recomendase ni realizase la intervención de nuevo.»

GEORGE BERNARD SHAW, 1856-1950

Cuando eres un residente de cirugía solo quieres operar. Y cuantos más casos, mejor. No solo por temas curriculares, o por demostrarte a ti mismo que vales para aquello en lo que te estás formando, sino porque operar acaba siendo adictivo.

Un día estaba yo operando uno de mis primeros casos con el Dr. O. de ayudante, que actuaba también como mi orientador. La anestesista que teníamos ese día era de las veteranas y atesoraba una experiencia de más de treinta años (no en vano estaba a punto de jubilarse). En determinado momento, va O. y se gira hacia la anestesista y le dice, con toda la sorna del mundo: «Doctora, hoy en día los jóvenes solo quieren pinza, tijera y portaagujas». Luego hace un gesto con la cabeza en mi dirección y añade: «Es lo único que les importa. No les gusta ni ayudar, ni pasar la planta, ni dar altas. ¡Solo quieren operar!». La doctora, que nunca había hecho gala de guardarse las opiniones (los anestesistas que trabajan en cirugía cardiaca no suelen hacerlo), se acerca al campo, coloca su cabeza a nuestra altura y le responde de la siguiente manera a O., para mi regocijo: «Deja al pobre chaval tranquilo, que lo está haciendo muy bien. Además, ¡tú no hables! Cuando eras joven eras igual también; ¡solo te interesaba operar!».

Uno de los indicadores que valoran la calidad de la asistencia quirúrgica es que el paciente se vaya a casa lo más restablecido posible, y que lo haga cuanto antes. Cuando damos el alta a alguien que hemos operado, nuestra satisfacción es máxima, y es directamente proporcional a la que este siente cuando le dices que se vaya a su domicilio. El informe del alta que se entrega es un documento oficial importante y en él tienen que reflejarse los antecedentes médicos, el motivo de ingreso, las pruebas complementarias, la evolución (la intervención que se realizó en el caso de que haya sido operado) y el tratamiento. Este último punto es muy importante, puesto que la medicación crónica que ya tomaba cuando ingresó hay que actualizarla con los nuevos fármacos. El cirujano debe tomarse un tiempo prudencial para sentarse con el enfermo y explicarle las modificaciones que se han hecho.

El paciente recién operado tiene miedo de irse a su casa. De encontrarse en un ambiente hospitalario en el que se siente seguro (dispone de un timbre en todo momento y si algo le sucede le van a atender de inmediato), va a pasar a una realidad bien diferente y solo de pensarlo se apabulla. «*¿Seré capaz de levantarme solo de la cama? ¿Y si me pasa algo estando solo en casa? ¿No será mejor quedarme unos días más por si acaso?*» Le entran dudas, tanto a él como a su familiar. «A nosotros no nos importa que se quede unos días más», confesará, en tono de angustia, con miedo de no estar preparado para cuidarlo. Yo les suelo explicar que el hecho de que les mandemos para casa no es sinónimo de que se encuentren al cien por cien, sino que lo que están haciendo en el hospital en esos momentos lo pueden hacer en el domicilio. «Váyase tranquilo. Lo más probable es que no pase nada, pero si se encuentra mal acuda al hospital que tenga más próximo a casa.» Recalco siempre el detalle de dirigirse al centro con urgencias más cercano. Una vez, un paciente intervenido tuvo el alta y a los dos días se sintió mal. Según lo que se pudo colegir más tarde a través de la declaración de un familiar, este estaba teniendo un ataque cardiaco. En vez de acudir al hospital más cercano, decidió meterse en el coche y venir al nuestro, puesto que era donde le habían operado y, según su opinión, donde mejor le tratarían. Fue un error fatal porque el paciente falleció en el arcén de la carretera a más de unos cien kilómetros de distancia.

Después de muchos años, he llegado a la conclusión no oficial ni académica (pero puede que sí basada en la evidencia) de que, además de los parámetros clínicos, las pruebas complementarias, y el aspecto del paciente, lo que determina si un enfermo debe tener alta o no es si este muestra signos de encontrarse aburrido de estar ingresado. Si camina por el pasillo varias veces al día, si se para en el control de enfermería a charlar con el personal (a quien ya conoce por el nombre) o, incluso, si visita a pacientes de otros cuartos ingresados por otras patologías diferentes a las suyas, es el momento de mandarle a su casa. Es una opinión que surge de la experiencia, pero también de la enseñanza de otros, como todo en este oficio. «Si se ducha, tiene apetito, reniega del menú del hospital, y le pide a la familia que le traiga comida, mándalo a casa», me solía decir el Dr. P. en mi época de residente. «Aunque tengas alguna pequeña duda en la radiografía, o en algún parámetro analítico, o afirme que todavía le duele algo, es el momento del alta», añadía.

Una de las preguntas clásicas antes de la despedida es la siguiente: «¿Doctor, cuándo debo quitarme los puntos?». La creencia habitual es que «cuanto más tarde, mejor» (no vaya a abrirse la herida), pero no es una regla con fundamento, y dependerá del tipo de sutura. Si es del tipo intradérmica[1] no hay ningún punto que se deba quitar. Si, por el contrario, hablamos de puntos de sutura visibles o de grapas, no es aconsejable retirarlas antes de los seis días después de la intervención (aunque puede haber variaciones según la localización, profundidad de la herida, si se trata de una reoperación, etc.). Es frecuente en nuestros pacientes intervenidos al corazón que los puntos se retiren antes del alta, puesto que suelen permanecer ingresados unos siete días. En el caso de que la evolución permita el alta precoz, el enfermo se va con indicación para retirar los puntos después del alta en el centro de salud, por ejemplo.

La decisión del alta de un paciente lleva implícita una gran responsabilidad. Recuerdo, como si fuera ayer, al primer paciente que le di el alta en mi vida. Nunca se me olvidará porque con él cometí un error fruto de mi inexperiencia. Sin ánimo de autoexoneración por mi parte, he de decir que la responsabilidad de los actos de los médicos en formación recae en sus tutores y, a su vez, en el servicio al que pertenece. Aun así, lo considero un error mío, y por este motivo lo cuento.

Se trataba de un joven que había sido intervenido y cuyo postoperatorio había transcurrido sin ninguna incidencia. A veces, cuando un paciente tiene un recorrido breve (la cirugía es rápida, la estancia en la UCI breve, y a los tres días ya está caminando *y aburrido*) es cuando el sistema se relaja y aparecen los errores, que no aparecen en

1. Sutura que discurre siempre dentro de la piel, en la que se ha utilizado material reabsorbible.

casos complejos donde todos están más atentos. Como el joven estaba como una rosa y deseando irse, era el caso ideal para que el residente recién llegado (yo) le diera el alta. Así que el Dr. P. me indicó la medicación que debía tomar, la manera de redactar el informe de alta (en aquella época se hacía manuscrito y con menos detalle que los de la actualidad), y los cuidados que debía tener en casa hasta el día de la consulta de revisión. Con nervios y no pocas dudas, elaboré el informe y me introduje en la habitación donde esperaba el hombre. Le expliqué a conciencia todo lo que tenía que explicar (varias veces, incluso, receloso de algún olvido importante por mi parte), le entregué el informe de alta, solventé sus dudas, y una media hora después me despedí de él, con la sensación del deber cumplido y el orgullo de quien realiza con éxito su primera misión profesional.

Cuál fue mi sorpresa cuando, una hora después, me cruzo al paciente en la planta ya vestido y me vuelve a preguntar: «Entonces, doctor, ¿puedo irme ya?». La pregunta me molestó, más porque parecía la constatación de que yo no me había explicado bien que por la sencillez de la pregunta en concreto. Además, su actitud corporal me pareció arrogante, con su hombro derecho adelantado y la cabeza ladeada hacia la izquierda, postura que hacía que me mirase de lado. «En efecto, puede irse. Como ya le he dicho», añadí, seco, molesto, sintiendo cómo robaban mi precioso tiempo con obviedades. Debió percibir mi malestar y se fue, después de dedicarme una leve inclinación de cabeza. Unos diez minutos después, la enfermera supervisora de la planta surgió de repente y se plantó delante de mí apabullada. «¿Se ha ido ya el paciente joven?», preguntó con apremio. «Sí, claro», respondí yo con fastidio. Y entonces me dijo algo que me heló la sangre: «Pues se ha ido con la vía central puesta».

El catéter central (o vía central) es, como su propio nombre indica, un catéter que se introduce en el sistema venoso. Es como una vía periférica, pero mucho más largo, más grueso, y su punta más distal se sitúa en la entrada del corazón. Se utiliza en cirugías complejas y/o que van a requerir mucho tiempo de quirófano, y en pacientes que están graves por otros motivos. Normalmente se retira a los dos días de una intervención cardiaca, y no se recomienda en absoluto que esté mucho más tiempo en el organismo por el riesgo de infecciones derivadas de su constante manipulación para instilar líquidos o medicamentos endovenosos. Afortunadamente, la supervisora hacía gala de su cargo, puesto que estaba pendiente de cada uno de los enfermos con una meticulosidad tan envidiable como inalcanzable para el resto de los mortales. Además, siendo como era una enfermera muy experimentada, había visto pasar a muchos residentes en formación a lo largo de los años, por lo que, aquel día, ella se vio en la obligatoriedad profesional de supervisar la que había sido mi primera alta. Después de hablar conmigo en la habitación, el paciente debió presentir que no era normal que le mandasen a casa con un catéter gordo de plástico saliendo del cuello (aunque este estuviera bastante tapado por un apósito grande), así que había ido a preguntarme otra vez si se podía ir. Como le daba vergüenza hacerme ver que yo me podía haber equivocado, en el pasillo se cercioró de girar un poco el cuello para que yo lo viera, cosa que yo no hice puesto que estaba más preocupado en observar la punta de mis zapatos y de interpretar su gesto de una manera equivocada. Por suerte no había salido aun del hospital cuando le llamamos. Volvió a subir a la planta y le quitamos el catéter sin más incidencias.

La mayoría de los pacientes confían en sus médicos. El día del alta, les preguntan todo aquello que creen que tiene que ver con su salud o que puede perjudicarla, aunque puedan ser vergonzantes. Una de las más habituales es la siguiente: «Doctor, ¿puedo tener relaciones sexuales?». Como nuestras intervenciones se realizan, la mayor parte de las veces, a través de una esternotomía (es decir, mediante la apertura del hueso esternal), los cuidados con los movimientos de los brazos deben ser muy estrictos para evitar que el hueso, que queda fijado con alambres, pierda su estabilidad y se mueva. (En el caso de que suceda no queda más remedio que volver a quirófano para volver a apretarlos.) Así pues, los movimientos bruscos quedan desaconsejados, por muy acompasados y/o placenteros que puedan llegar a ser. Antes solía responder a la pregunta de la siguiente manera: «Hay maneras de disfrutar de la sexualidad sin necesidad de grandes desempeños físicos», pero, como a lo largo de los años he comprobado que generaba más incertidumbre que esclarecimiento, ahora suelo responder: «Utilice el sentido común», «no es necesario darlo todo» o, incluso, y siempre que ya exista cierta confianza con el paciente: «Evite realizar el salto del tigre en el primer mes de postoperatorio», aunque esta última no es aplicable a todos los pacientes (ni tampoco bienvenida).

Me ha costado muchos años de experiencia descubrir que la fórmula «utilice el sentido común» ahorra un montón de explicaciones. Los pacientes suelen tener preparada una lista interminable de preguntas antes de irse. Al principio pensaba que, con los años, llegaría un momento en el que no encontraría preguntas nuevas, pero ese día nunca ha llegado. Son infinitas las dudas que pueden surgir, y no se trata de que nos resulte fastidioso responderlas, sino que estas se las plantea el paciente cuando ya está en su casa y no tiene a quién preguntar. «Si duda de si determinada actividad en casa le puede perjudicar, evítela y espere a la consulta postoperatoria», es un consejo igualmente válido.

La siguiente fórmula útil para el cirujano que da alta a su paciente es «hágalo de forma progresiva». No importa la especialidad ni el tipo de cirugía que se haya realizado: retomar la vida normal al llegar a casa debe realizarse así, de manera paulatina. El paciente no puede pretender regresar al mundo real y volver a la actividad que desarrollaba antes del ingreso. Si bien a la mayor parte de los que han recibido el alta les tienes que obligar a que se muevan y que no se queden en un sofá sentados todo el día, hay algunos pocos que pecan de exceso de actividad y tienes que frenar sus ansias de movilidad desenfrenada.

Es frecuente que, quien se va a casa, te pida que le pongas una ambulancia. Aducen que no tienen a nadie que les lleve, que están débiles, que es más seguro que ir en coche, que viven lejos, que tienen miedo... Es un problema de la sociedad actual con el que estoy sensibilizado puesto que, durante algunos años, trabajé en una ambulancia medicalizada en emergencias extrahospitalarias. Durante ese período constaté la cantidad de ambulancias que se utilizaban para trasladar pacientes a sus domicilios, y que de ningún modo eran necesarias, puesto que el enfermo se encontraba en condiciones de desplazarse en un vehículo particular o público. En general, los médicos acabamos por programar la ambulancia por el recelo de que interpongan una queja en «Atención al paciente». Este es un tema que tiene mucho que ver con la falta de concienciación social de que los recursos sanitarios son limitados y que se debe hacer un uso adecuado de ellos. En este caso en concreto del alta del enfermo, una ambulancia no es un taxi. Además, se trata de un vehículo incómodo, inestable, y que produce un traqueteo nada recomendable en alguien convaleciente de una intervención.

La mayoría de los que reciben el alta en los hospitales de nuestro país lo hacen con agradecimiento. Se despiden del personal sanitario que les ha cuidado durante su estancia con cariño y con la sensación de que nuestra sanidad es excelente. Es un sentimiento que a nosotros nos retroalimenta y nos hace seguir trabajando con ilusión. Al irse te dan la mano, o te abrazan, o incluso, algunos intentan besarte las manos, y tú solo sientes que tus mejillas enrojecen de vergüenza. Entiendes su agradecimiento y sus elogios, pero intentas que no te afecte. Te aferras al suelo de la realidad porque sabes que esta profesión tiene, a veces, sinsabores. Algunos se van sin saber que han estado cerca de la muerte. «Este se ha ido, pero ha rozado el larguero», solía decir el Dr. U. cuando algún paciente complejo tuvo alta después de un postoperatorio con muchas complicaciones. Con el pragmatismo que caracteriza al cirujano, nosotros vemos partir al paciente sin excesivos análisis, pensando que «bien está lo que bien acaba», como tanto tenía a gala decir el Dr. C. en circunstancias parecidas a las anteriores.

Unas tres semanas después del alta, el paciente acude a la consulta.

Cuando entra por la puerta, analizas su actitud corporal de la misma manera que hiciste la primera vez: si entra erguido, dinámico, optimista, o si lo hace encorvado, dubitativo y temeroso. En general son más quienes entran con las actitudes del primer grupo. Están agradecidos, se sienten contentos de verte nuevamente, y tienen un montón de dudas que quieren consultarte. Tú les recibes más relajado: el primer vistazo es positivo y tu experiencia te indica que la cosa va bien, y que sus molestias no son preocupantes. Tienes una sensación del deber cumplido (que, por supuesto, no manifiestas), y te permites tener una conversación más informal que la primera vez que le viste en consulta. Esta consulta supone la quinta fase de la relación cirujano-paciente. Al igual que suele hacer el Dr. Frederic Larsan con sus listas y reflexiones, se me ha ocurrido escribirlas en un papel.

Escenarios clave de la relación cirujano-paciente:

1. Primera consulta
2. La visita previa
3. Primer contacto postoperatorio
4. El alta hospitalaria
5. La consulta final

A la última la he denominado «la consulta final» porque es el momento en el que damos el alta definitiva. A partir de ese día, su seguimiento lo llevará el servicio de cardiología. Para nuestro regocijo, muchos lamentan que no mantengamos contacto profesional. «Solo nos veremos de visita —les confieso—, porque profesionalmente no me apetece volver a verlos», añado en tono jocoso, pero no sin faltar a la verdad, puesto que si hay algo que un cirujano prefiere evitar es reoperar a un paciente que ha operado él previamente. Como dijo una vez el Dr. Mark M. Ravitch: «La última persona que ve la necesidad de una nueva intervención es la persona que la realizó».

La consulta transcurre distendida, como lo haría una reunión de viejos conocidos que han pasado buenos y malos ratos juntos. El cirujano y el paciente han llegado de forma satisfactoria a la otra orilla, y en esa pequeña pero intensa singladura se han establecido unos lazos que perdurarán en el recuerdo. El paciente se acordará siempre del cirujano (también de su nombre, pero no de la cirugía que le hizo, o no sabrá explicarla). No tiene por qué ser así para el cirujano, que generalmente se acuerda solo de los casos complejos (y así quiere que sea puesto que no acordarse de los casos que operas quiere decir que transcurrieron de forma rutinaria y que, por tanto, fueron bien). A veces la relación cirujano-paciente desemboca en una amistad que luego se perpetúa fuera de las paredes del hospital. Tengo amigos que al principio solo eran pacientes pero ahora son eso, amigos. Se trata de alguien que ha confiado en mis manos y en quien yo asumí la responsabilidad de su procedimiento. ¿Cómo no va a ser posible que se pueda generar una amistad? En nuestra vida real consideramos amigos a personas a las que conocimos de manera fútil e interesada y cuya relación no se sustenta, en realidad, ni en la confianza ni en la generosidad. En cuestiones quirúrgicas, si estableces una relación de afecto con un paciente, y a este le sucede lo mismo, lo más probable es que el vínculo perdure a lo largo del tiempo.

También puede suceder lo contrario: no ha habido empatía y, a pesar de que el proceso quirúrgico ha ido bien, en ningún momento has tenido afinidad con el paciente. Son muchos los factores que pueden influir en esta situación, de la misma manera que sucede en otros ámbitos de la vida. En este caso no queda otra que apelar a la profesionalidad del cirujano que debe entender que el miedo, a veces, bloquea a las personas y hace que se encierren en sí mismas y se vuelvan ariscas. En estas circunstancias, cuanto antes se produzca la desvinculación, mejor para todos.

Hay una situación en la última consulta que siempre me resulta difícil de manejar. Es frecuente que un paciente agradecido te regale algo cuando viene a verte. Es una costumbre ancestral y que remeda a aquellos enfermos que regalaban gallinas, frutas, verduras a los médicos de los pueblos. Si bien es una tradición que se ha ido perdiendo con el tiempo, hoy en día aún aparecen algunos que te traen un regalo. A mí me resulta embarazoso, porque no creo que sea necesario que lo hagan, pero entiendo que es una muestra más de agradecimiento. Cuando era estudiante roté con el Dr. V., jefe de servicio, que recibía un montón de regalos de sus pacientes en la consulta postoperatoria. Era tan habitual y estaba tan establecido que todos lo hicieran, que el jefe llegaba a acumular una cantidad enorme de productos, objetos, artefactos y utensilios (la mayor parte de ellos nada atractivos para él), que acababa por regalar a otros o simplemente depositaba en el fondo de la papelera. Un día tuvo una idea, que para algunos cirujanos resultaba brillante, pero, para otros, ruin e interesada. Decidió advertir a todos los pacientes a los que les daba alta que si querían regalarle algo deberían dirigirse a una tienda en concreto, donde le indicarían qué obsequio podrían adquirir. El Dr. V., amante de la ópera y de la música clásica, tenía amistad con una tienda de discos en particular. Los pacientes acudían, preguntaban al dueño qué CD podían regalar al Dr. V., y este, solícito (no en vano conocía a V. como cliente antes de que ambos pusieran en marcha aquel chanchullo), les vendía la versión de la ópera que correspondiera, no sin tacharla de la lista que V. había previamente dejado.

Si hay una característica que define a un cirujano es el pragmatismo. Son muchos años realizando una actividad en la que lo que importa es que el resultado sea positivo, independientemente de los obstáculos que encuentras en el camino. Como un soldado en el frente, nuestro objetivo es solo uno; en nuestro caso, que la cirugía llegue a buen puerto. Por eso puedo llegar a entender que se aplique una filosofía realista, en la que una persona admite que se le agasaje, que concluya que los regalos que le hacen no son de su agrado y que orqueste una manera de que estos se tornen útiles. ¿Es un acto de nepotismo enviarlos a una tienda en concreto para favorecer a un amigo? ¿Se trata de agilizar el proceso y evitar que le regalen muchas veces los mismos CD? Que cada uno saque sus conclusiones.

Me han regalado de todo a lo largo de los años, pero nada me impresionó más que una anciana que acudió a la consulta con un paquete con tres pañuelos que tenían mi inicial bordada. Vivía sola y seguramente su pensión no le permitía mucho más que aquellos humildes pañuelos. Me daba lo que podía dentro de sus posibilidades, pero, sobre todo, lo hacía en señal de agradecimiento. Aún se me remueve algo por dentro al recordar cómo sus manos temblosas me lo entregaban. Ni siquiera estaban envueltos, porque no se había podido permitir que estuvieran en un paquete o en una bolsa, o porque simplemente para ella era secundario ese detalle. No los guardo, pero debería haberlo hecho.

A la mayoría de los pacientes que operas no los vuelves a ver. Es la mejor señal para el cirujano; quiere decir que retomaron su vida y son felices. Tú los olvidas, pero ellos a ti no. A veces, por el pasillo del hospital, alguien te interrumpe el paso de repente y te dice: «Doctor, ¿ya no se acuerda de mí?». En ese momento te quedas petrificado. ¿Será un paciente?, ¿será un familiar? ¿Un vecino, tal vez? Escrutas su rostro por si hubiera alguna pista en él y luego bajas los ojos al escote, para ver si asoma una cicatriz. Si existe, es probable que sea alguien que operaste. Si no la hay, puede que sea un familiar (o un vecino). «Perfectamente —mientes—, qué tal está usted?» Entonces él te contará el motivo por el que está en el hospital, y durante su relato, en algún momento, algo hará clic y te acordarás de él y su patología, o te irá dando pistas para saber de qué le operaste y cuándo. Esta escena también se puede producir en la calle, en un supermercado o incluso en la playa, donde la investigación de las cicatrices es más inmediata (y menos indiscreta). En general son encuentros agradables y acaban por fortalecer los sentimientos que nos hicieron escoger este oficio, y que a veces se nos olvidan un poco. No hay nada más gratificante que un paciente agradecido. Es un sentimiento que no se paga con dinero. Un reconocimiento que nos otorgamos a nosotros mismos y del que disfrutamos bien en secreto.

CAPÍTULO 14

CUÁNDO OPERAR, Y CUÁNDO NO

> «Sabed, hijos míos, que las intervenciones quirúrgicas se dividen en dos clases: las que benefician al paciente y las que con más frecuencia matan.»
>
> ALBUCASIS, 936-1013

«Lo mejor es enemigo de lo bueno», repetía siempre el Dr. U. cuando veía que la cirugía se le podía complicar. En esos momentos, echaba siempre un pie atrás y nunca se aventuraba en maniobras que no dominase. Es una actitud sabia, profesional y muy habitual en cirujanos con experiencia, como era su caso. Como operador era de corte clásico y de decisiones precavidas. Sus manos eran grandes (los guantes del tamaño ocho hacían que sus dedos parecieran salchichas embutidas), pero extremadamente habilidosas. Sus cirugías siempre tenían ritmo y sus resultados solían ser satisfactorios. Nunca arriesgaba, y dejaba los momentos de osadía para cuando no tenía más remedio. Su tiempo libre lo pasaba en su velero con el que salía a navegar si el tiempo lo permitía, puesto que siempre hacía caso a las predicciones. Como buen marino precavido, dejaba el barco amarrado cuando avecinaba tormenta, tal y como hacía cuando operaba. También el Dr. C. era un profesional de actitudes similares. No solo en el quirófano, donde sus decisiones solían ser meditadas, sino en los momentos en los que uno tiene que decidir si hay que operar o no. En esos casos, nunca arriesgaba; si tenía dudas razonables de que el enfermo no aguantaría la intervención, se negaba en rotundo a operarlo. El Dr. U. compartía tal filosofía. Físicamente también se parecían: eran fornidos y poseían unas manos grandes con las que demostraban muy buena habilidad. A ambos los conocí en diferentes etapas de mi vida, en dos hospitales distintos, y en dos países diferentes. No creo que ellos se conocieran, acaso tal vez coincidieron en algún congreso, pero si se hubiesen hecho una foto juntos podría decirse que eran hermanos. Compartían la misma constitución física y tenían una manera de ver la profesión similar. Eran precavidos y no solían dar marcha atrás una vez tomada una decisión. ¿Podría decirse que es la cirugía quien escoge al cirujano? Viéndolos juntos parecería que así es, que la especialidad está reservada para determinados individuos con personalidades definidas, pero ¿no será que la formación como cirujano moldea al aprendiz hasta el punto de que este se convierte en un prototipo determinado?

Si existiese la clonación humana se podrían generar ejércitos invencibles a partir de un único soldado perfecto. Sin embargo, resultarían poco funcionales si estos supermilitares no recibiesen formación castrense, puesto que sería un conjunto de soldados, perfectos, eso sí, pero inútiles si, metidos en combate, se comportaran con total anarquía. Resulta más eficiente el mantenimiento de las escuelas militares y entrenar a todos aquellos candidatos que quieran llegar a formarse, como pasa en cirugía. Hay aspirantes que inician su especialidad y ven que eso no es para ellos y abandonan para dedicarse a otra rama de la medicina.

Completar el entrenamiento de la especialidad quirúrgica no es sinónimo de ser cirujano, como cualquier miembro de nuestro gremio sabe. Para el Dr. Larsan hay tres premisas que un cirujano debe cumplir para considerarse como tal:

1. Saber operar mejor que quien le ayuda.
2. Saber resolver sus complicaciones (porque ya las ha sufrido antes).
3. Saber cuándo no debe operar.

El manejo de este último punto es uno de los más difíciles en el día a día de nuestra profesión. Para el cirujano es sencillo saber cuándo debe intervenir a un paciente. Basta repasar los protocolos y las guías clínicas. Estas últimas las escribe un comité de expertos con el apoyo de una revisión sistemática de la evidencia científica sobre una determinada enfermedad. Por lo tanto, cuando nos encontramos delante de un enfermo con una patología en concreto, basta con acudir a ellas para tomar la decisión de operar, o esperar a que cumpla criterios. Si cumple, a quirófano, si no, no. Según el Dr. Henry Marsh «operar es fácil, lo difícil es tomar decisiones». Es cierto. Todo el mundo es operable. Agarras a cualquiera, lo llevas a quirófano, lo anestesias y procedes. El problema se plantea cuando sospechas que puede que no sobreviva. No todo el mundo está en condiciones, ya sea porque es muy frágil o porque tiene otras enfermedades que lo debilitan y que aumentan el riesgo. En estos casos, el cirujano debe decidir si intervenir; una decisión difícil, y que provoca un dilema moral en su interior porque por un lado ha sido entrenado para salvar, pero, por otro, sabe que lo primero es no hacer daño.

Cuesta mucho decirle a un paciente y a sus familiares que no hay más que hacer; confirmarles que hemos llegado al final de las posibilidades médicas no deja de ser una manera de decirles que ha llegado la hora de morir. Tanto él como la familia deben asumir esa situación y no siempre sucede, ya que se aferran a la más mínima esperanza, por pequeña que sea. Segun Marsh, el discurso del cirujano gana mucha importancia en estos casos. Si dice «podemos operar y quizá sobreviva», la respuesta será «entonces opérele, puesto que no hay nada más que perder». Si por el contrario se plantea como «si lo hacemos puede que no salga de quirófano, o puede que sí, pero si lo hace no hay prácticamente ninguna posibilidad de que salga de la UCI, donde puede quedarse semanas o meses, y/o en estado vegetativo», la respuesta será bien diferente, puesto que lleva implícito el hecho de que el enfermo no solo puede fallecer, sino que va a suponer un sufrimiento para él y para la familia.

Tomar la decisión de no operar es difícil. Además, aunque seas taxativo en tu determinación de no hacerlo (como los doctores U. y C., que eran inflexibles una vez habían tomado una decisión), puede que te estés equivocando. *¿Qué sabes tú, en realidad, si la cirugía va a ir bien y el paciente aguanta y se va a su casa?* Te basas en tu experiencia personal y en la cantidad de casos que han pasado por tus manos en tales circunstancias para tomar la decisión, pero nunca sabes si te equivocas o no. Además, el paciente tiene derecho a confiar en que, en su caso, se puede producir un milagro y que por eso debes intervenirlo. Es su derecho a intentarlo. ¿Quién eres tú, en realidad, para impedirlo? Se dice que hace más de dos mil años Aulo Cornelio Celso pronunció la siguiente frase: «Es más conveniente intentar un remedio dudoso que condenar al paciente a una muerte segura». ¿No podría ser que Celso tuviera razón?

Hace unos años tuve una conversación muy interesante a este respecto con la Dra. N., especialista en cuidados intensivos. Uno de sus pacientes tuvo una parada cardiaca y me manifestaba su malestar por no haber podido reanimarlo a pesar de estar mucho tiempo intentándolo. Los protocolos recomiendan mantener la reanimación cardiopulmonar (o RCP) durante unos treinta minutos. Transcurrido este período de tiempo, si no ha habido respuesta, se recomienda interrumpir las maniobras y decretar el fallecimiento, puesto que a partir de esa media hora se considera que en el cerebro ya se han instaurado lesiones irreversibles. La Dra. N. se había aplicado en la reanimación con todo su ahínco pero el resultado había sido infructuoso. Había llegado a prolongar la reanimación hasta los cuarenta minutos, con la esperanza de que el paciente saliese, pero aquello no sucedió. «¿Y si hubiera insistido un poco más?», comentaba con desazón. Me contó que en su dilatada experiencia había tenido algún caso de reanimaciones muy prolongadas en los que el resultado había sido satisfactorio, si bien el porcentaje era muy pequeño. ¿Quién le decía a ella que ese paciente en concreto no podía ser uno de ellos? «¿Quiénes somos nosotros para decidir cuándo se debe parar de reanimar?», se lamentaba en su conversación conmigo. La entendía perfectamente, puesto que la misma duda se le plantea al cirujano cuando debe tomar la decisión de no operar a un paciente. «¿Quién nos dice a nosotros que realmente no va a superar la intervención?»

Son dilemas morales que se nos plantean a diario a los médicos y cirujanos. Una de la manera de afrontarlos la constituye la toma de decisiones en conjunto entre varios facultativos. En nuestro caso, la decisión de intervenir o no muchas veces se toma entre el equipo de cirujanos. Esto permite que el dictamen final tenga más peso (y no deje lugar a dudas) y disminuye la responsabilidad de la decisión individual. Por otro lado, el paciente y sus familiares aceptan mejor las decisiones que son tomadas en conjunto entre miembros del mismo equipo, o de diferentes especialidades. No es lo mismo que un cirujano explique que la decisión la ha tomado él, o que sea fruto de la resolución de varios especialistas. En este último caso la familia percibe que el dictamen es más meditado y profesional. Por otro lado, las decisiones en conjunto permiten generar precedentes, y los profesionales envueltos en las mismas aprenden para otros casos similares que aparezcan en el futuro.

En realidad, en todos los hospitales del mundo se celebran a diario reuniones clínicas donde se reúnen especialistas para decidir las mejores actitudes terapéuticas para pacientes dudosos. En caso de duda de si operar o no, también. Las decisiones son por consenso, pero no tienen que ser por mayoría, porque muchas veces hay opiniones contrarias. El debate permite valorar todas las posibilidades y, a la larga, nos hace crecer como profesionales. En la película *Guerra mundial Z* (Marc Forster, 2013), un virus se propaga por el mundo y está transformando en zombis a toda la humanidad. Brad Pitt es el científico designado para buscar una solución a este terrible problema que amenaza a nuestra especie. Solo un país ha previsto tal posibilidad y está preparado para controlar a los muertos vivientes. Se trata de Israel. Pitt se desplaza allí, donde conoce a un agente miembro del Mossad. «¿Cómo han conseguido contenerlos?», le pregunta al israelí mientras admira el muro que los separa de los zombis. El agente entonces le habla de la «Regla del décimo hombre». Según esta regla, si nueve personas que han recibido la misma información están de acuerdo en que algo es cierto, una décima persona debe defender la tesis contraria a la de los nueve, asumiendo que todos ellos están equivocados. «Cuando Israel se planteó la posibilidad de una infección a nivel mundial, nueve lo consideraron improbable, pero uno de ellos se vio obligado a valorar la posibilidad contraria», explica a Pitt el agente israelí. Así sucedió en la película. El análisis y diseño de tal disparatada hipótesis les permitió conseguir ventaja a diferencia de los otros países, destruidos por los zombis.

Esta regla se hizo muy popular a raíz del film, pero no existe como tal. Está basada en la figura del abogado del diablo dentro del derecho canónico y la utilizan muchas organizaciones para exponer las debilidades de una idea. También evita que el pensamiento grupal pueda hacer que se genere un consenso con el fin de no crear conflictos dentro del grupo. En nuestras sesiones clínicas, donde se exponen los casos más complejos, es frecuente que unos estén a favor de intervenir a un paciente dudoso y otros no. Es bueno que exista debate y discrepancia porque no tenemos la verdad absoluta, ni somos dioses. Tampoco podemos conocer el futuro (de lo contrario, siempre acertaríamos en nuestras decisiones).

Entiendo a mi colega la Dra. N. y su frustración con el paciente al que no pudo reanimar. Los profesionales de la salud somos entrenados para no desistir ante la adversidad que nos supone la enfermedad de nuestro paciente, pero la experiencia nos acaba enseñando que hay que saber parar. Según Stefan Zweig en su libro *La impaciencia del corazón*, los médicos pecan más por exceso de celo que por defecto, y es habitual que sigan hasta agotar todas las posibilidades. Zweig cree que es un impulso que disminuye con el tiempo, pero que en algunos perdura. En el libro aparece el personaje del Dr. Condor, quien afirma que «cuando una mentira cura, deja de ser una mentira y se convierte en un medicamento que hay que utilizar». Para él las palabras «curable» e «incurable» son términos que un médico decente no debe utilizar jamás, puesto que no se sabe nunca dónde empieza uno y acaba el otro. Condor es un ejemplo de lo que podemos denominar como «el médico abnegado». He conocido en mi vida a muchos cirujanos abnegados que en el quirófano han luchado hasta la extenuación por su paciente. Es digno de encomio y nadie podrá reprochar jamás el esfuerzo y la dedicación. Pero hay que saber parar cuando la situación se torna irreversible. De la misma manera que la decisión de no operar es difícil, la de desistir es igualmente compleja y forma parte de nuestra profesión como especialistas, tal y como la Dra. N. que, muy a su pesar, suspendió la reanimación de su paciente en vez de continuar durante horas.

Perder a un paciente que has operado es muy duro, pero lo es más aún si el fallecimiento se produce en un enfermo con un riesgo bajo. No es lo mismo afrontar la pérdida de un paciente cuyo escore era muy elevado y estaba dentro de las posibilidades del equipo quirúrgico y de sus familiares que sucediera, que la de alguien que se somete a una intervención rutinaria y tiene un desenlace fatal. La reacción del cirujano ante la pérdida es bastante similar, aunque el golpe será mayor cuanto más le tome por sorpresa. Primero sobreviene incredulidad, luego la decepción, después la depresión y luego aparece la asimilación. Estas fases pueden durar uno o varios días, según la fortaleza de cada uno. También existe un inevitable sentimiento de culpa, que cada uno sobrelleva como puede. Existe el cirujano que se flagela hasta la extenuación, porque piensa que es culpable (aunque sepa que, en realidad, no es así), y el cirujano que piensa que la culpa la tienen otros. En este último caso puede ser que no le ayudaran bien en la cirugía, o puede que el paciente no ayudase porque era demasiado débil, o puede que la causa fuera el instrumental porque estaba defectuoso.

Una vez un chef con estrella Michelin me dijo que las dos claves para triunfar en la alta cocina eran, «disponer de un buen producto y no joder ese buen producto». Según el mismo chef, «luego puedes progresar como profesional utilizando técnicas vanguardistas, elaboraciones novedosas y mezclas disruptivas, pero si no respetas esas dos reglas, no hay nada que hacer». La cocina y la cirugía tienen bastantes similitudes. Si bien el cocinero no tiene la alta responsabilidad del cirujano, ambas disciplinas comparten creatividad, disciplina, limpieza, destreza manual, meticulosidad, estética, respeto por los protocolos (en el caso del cocinero, la receta), jornadas interminables, y pasión por su trabajo. Muchas veces he pensado que las dos reglas del chef se podrían aplicar a la cirugía: si tengo un buen producto (en mi caso, un paciente joven y con pocas enfermedades asociadas), es probable que la cirugía vaya mejor que si tengo un producto malo (un anciano con muchas enfermedades asociadas). En ambos casos lo importante es «no joder el producto», es decir, no dejarlos peor de como estaban, sobre todo en el caso de un paciente malo. Ahora bien, ¿qué hace un cocinero con un producto que no es bueno? Pueden darse dos situaciones. Primera, que decida realizar sus elaboraciones en un intento de presentar el mejor plato posible dentro de las posibilidades y que sus comensales aplaudan su valor y maestría. Es probable que su fama se encumbre aún más. Segunda, que asuma que el resultado no va a tener la calidad mínima adecuada y decida no seguir adelante con el cocinado puesto que el resultado puede ser malo y su prestigio está en juego. Esta disyuntiva también se nos plantea a los cirujanos. El caso bueno no genera dudas, pero ¿qué hacemos con el malo? Es tentador operarlo porque supone un desafío profesional y porque un resultado positivo nos encumbrará como profesionales (y alimentará nuestro ego). Pero siempre y cuando el resultado sea bueno. ¿Y si no lo es? Podremos justificarnos pensando que era un paciente con muy altas posibilidades de complicarse. Cuando eres un cirujano menos experimentado estás más tentado de operar los casos difíciles. Conforme pasan los años, esa impetuosidad se va diluyendo y tus decisiones con los casos más complejos son más comedidas. Es en el mismo momento en el que aprendes a decir que «no» a las intervenciones, algo que asimilas con los años y está relacionado con la relación personal de tus éxitos y fracasos profesionales. Porque errar, erramos todos, cirujanos y no cirujanos, y como dijo el Dr. Astley Cooper una vez «el mejor cirujano, al igual que el mejor general, es quien comete menos errores».

Ante un producto malo, el cocinero se juega una mala crítica gastronómica, pero el cirujano arriesga la vida de un semejante. Si cree que no está capacitado para intervenir al paciente, debe facilitar que otro compañero con más experiencia lo haga. Es muy importante que la arrogancia no empañe el juicio a la hora de tomar decisiones quirúrgicas. Los residentes de cirugía, con el particular empuje que les caracteriza, no siempre son conscientes de sus limitaciones. Forma parte de su formación comprender la importancia de saber colocarse a un lado cuando las dificultades le sobrepasan. En el caso de cirujanos más experimentados, ha de presuponérseles valentía, honestidad profesional y humildad para solicitar la ayuda de alguien que sepa acometer una intervención difícil o a la que no está acostumbrado. Ha de saber decirse a sí mismo «cuándo no operar». No por ello dejarán de ser menos profesionales, ni mejores cirujanos. El Dr. Max Thorek dijo una vez que «los dos pecados imperdonables de la cirugía son: operar innecesariamente y el segundo acometer una intervención para la que el cirujano no esté técnicamente preparado».

CAPÍTULO 15

EL SÍNDROME DEL RECOMENDADO

«Espero que mi cirujano sea republicano.»

RONALD REAGAN, 1911-2004

En mi época como estudiante de Medicina, mi hermano sufría de vez en cuando dolores en la tripa. Existía una sospecha razonable de que se tratara de una apendicitis, pero las crisis eran cortas y cuando pasaban, retomaba su vida normal como si nada hubiese sucedido. «¿Tú qué crees que será eso?», me preguntaban mis padres. Al principio adoptaba una actitud de entendido en la materia pero, abrumado por la responsabilidad del que no sabe, acababa recomendándoles que le llevasen a un médico de verdad.

Es lo que pasa cuando empiezas tus estudios de Medicina. De un día para otro, todos te preguntan sobre cualquier enfermedad, como si el hecho de levantarte todos los días y asistir a clases te dotase, de repente, de la capacidad de diagnosticar enfermedades y sugerir tratamientos. Los vecinos me preguntaban qué podían tomar para la pesadez de piernas, qué opinaba sobre una enfermedad que ni me sonaba (puesto que aún no la había visto en clase), o por qué le tenían que operar de algo que, ni yo ni él, sabíamos que se operaba. Si yo hubiera estado estudiando Derecho y la comunidad lo supiera, dudo mucho que me hubiesen solicitado asesoramiento legal. Pero con la medicina es diferente: si eres estudiante de Medicina ya se te presupone que eres medio médico, cuando, en realidad, solo lo eres muchos años después de estudiar la carrera.

A mi hermano lo llevaron varias veces a urgencias, y siempre volvía a casa sin un diagnóstico concreto. Por suerte teníamos a mi tío, médico con experiencia. Nos explicaba que algunos tipos de apendicitis se comportan de esa manera tan errática e insidiosa. En la última visita al hospital, mi hermano fue observado por un adjunto de cirugía general conocido de mi tío, quien nos recomendó que, aunque los síntomas eran inespecíficos, era mejor intervenir y «curarnos en salud». Es lo bueno que los cirujanos tenemos en comparación con los compañeros de otras especialidades: no le damos muchas vueltas a la decisión de operar si hay dudas razonables. A veces es mejor abrir, ver, y dejarse de vacilaciones. (En apendicitis sobre todo, puesto que, si no se extirpa, puede complicarse con una peritonitis.)

Lo ingresaron y prepararon el quirófano. A mí no se me ocurrió mejor idea que preguntarle al cirujano amigo de mi tío si no le importaba que asistiese en el quirófano a la intervención de mi hermano. No se opuso, pero tampoco mostró que aquella idea mía le pareciese la más brillante del mundo, a juzgar por su desganado gesto de asentimiento. En aquel entonces no entendí su poco entusiasmo, pero hoy lo comprendo perfectamente. ¿Quién era yo para preguntar aquella tontería? Yo no era ni médico ni su amigo. ¿Qué derecho me asistía a querer estar en la cirugía por ser alumno y sobrino de un conocido? Resultaba una propuesta absurda. Si hubiera estado yo en su posición aquel día, no hubiera accedido a una petición similar. ¿Qué sentido tiene someter a un cirujano a un estrés sobreañadido? Las intervenciones suelen ir bien porque se siguen los protocolos, y en ellos se incluye la prohibición de que los familiares estén presentes durante las intervenciones, sean colegas o no. Se trata de una cuestión de respeto al profesional y de ética en el trabajo. Además, ¿qué pasa si se complica?

Hace unos años intervine a la hermana de una reumatóloga que trabajaba en mi mismo centro. El proceso previo a la cirugía transcurrió de manera natural, pero, el día de la intervención, mientras estábamos enfrascados en la parte más importante de la cirugía, una enfermera se me acercó y me comunicó que la hermana estaba en la puerta del quirófano y que pedía permiso para entrar a ver cómo iban las cosas. Mi respuesta fue un no rotundo. ¿Qué pasa si nada más entrar se rompe la aorta y la sangre de la hermana le salpica la cara? Aunque no hubiera complicaciones, hay momentos durante las cirugías que entran dentro de nuestra normalidad que pueden causar impresión a quien no está acostumbrado a presenciarlas. Además, el hecho de que fuera reumatóloga no garantizaba para nada que tuviera conocimiento de lo que estábamos haciendo, o que alguna vez hubiese visto una intervención cardiaca (o incluso que hubiera pisado un quirófano en algún momento después de las prácticas de la carrera). Pero lo más sorprendente era el hecho de que siendo ella médico no se le pasase por la cabeza que con su presencia sometería al equipo a un estrés innecesario. Bastante teníamos con estar operando a una recomendada. Y los que allí estábamos, éramos muy conscientes de que basta que tu paciente sea recomendado para que tenga más papeletas para complicarse, un efecto que es conocido por nosotros como el «síndrome del recomendado».

Se habla de Síndrome del Recomendado en todas aquellas situaciones en las que «la idiosincrasia del paciente afecta al proceso de diagnóstico y tratamiento». El término fue descubierto en 1964 por el psiquiatra estadounidense Walter Weintraub, quien observó que su propio hospital se había sumido en el caos debido a la mala gestión de sus recursos, siempre orientados a satisfacer las demandas de pacientes influyentes y de sus familiares. Weintraub lo denominó «el síndrome VIP» y lo definió como «la tendencia a otorgar a un paciente privilegios especiales debido a su estatuto o su riqueza».

El síndrome del recomendado surge cuando el paciente es una celebridad o es poderoso (un hombre de Estado o un multimillonario anónimo, por ejemplo). También aparece cuando el paciente es un trabajador del propio hospital (no tiene por qué ser médico), o un familiar directo de un trabajador. En todos estos casos, la notoriedad que se le otorga a este singular paciente por parte de quien se ocupa de su salud produce que (ya sea de manera consciente o inconsciente), se alteren las rutinas y protocolos habituales. En estos casos pueden producirse dos circunstancias contrapuestas pero igualmente nocivas para el paciente: que no se hagan todas las pruebas necesarias «por no molestar demasiado», o que se hagan demasiadas por miedo a que «se pueda pasar algo importante por alto» (en mi opinión, más habitual que la primera).

Supongamos que tenemos a nuestro cargo un recomendado. Como queremos evitar su sufrimiento lo más posible, le solicitamos menos análisis y pruebas para librarle de los molestos pinchazos. Con un enfermo anónimo no hubiéramos hecho lo mismo porque no queremos arriesgarnos a fallar el diagnóstico. Pero como no queremos molestar al recomendado, no pedimos las pruebas que debíamos haber pedido. Y dejamos pasar el diagnóstico.

Supongamos ahora el reverso de la moneda. Hemos descubierto una pequeña alteración en los análisis de nuestro paciente especial, y nuestro exceso de celo hace que empecemos a pedir análisis a discreción. Si se hubiese tratado de uno anónimo no le hubiéramos dado más importancia, pero, en este caso, no. Solicitamos otras pruebas no habituales y, alguna de ellas, más invasivas de lo normal. Como todos los procedimientos son susceptibles de complicación, estas (innecesarias) pruebas acaban por generar una complicación seria que, a su vez, deriva en una enfermedad real y compleja. Todos los que se encuentren alrededor pensarán lo mismo: «Es el síndrome del recomendado», conscientes de esa norma no escrita pero que todos los sanitarios conocemos.

Como suele decir el Dr. Frederic Larsan: «No hay individuos sanos sino pacientes poco investigados». Lo cierto es que el siglo XXI nos ha traído más recursos diagnósticos, aumentando la probabilidad de que los médicos acabemos dando más importancia a determinados hallazgos que no están relacionados con la causa de la enfermedad, y que acaban enrareciendo el proceso clínico del paciente sometido a estudio.

En un interesante trabajo publicado hace años por el Servicio de Psiquiatría del Hospital General de Massachussets de Boston, se seleccionaron todos los pacientes recomendados del hospital en tres grupos, y luego se estudió cómo había sido la interacción de todos ellos con el personal sanitario. El primer grupo se denominó Celebridades y estaba compuesto por artistas, famosos, políticos, etc., es decir, personajes con gran interés para la opinión pública. Aunque se mantuvo el anonimato durante el ingreso, los sanitarios confesaron que habían notado la presión mediática, y que se habían sentido juzgados cuando tomaron decisiones sobre el tratamiento de la celebridad, en especial debido a la influencia del séquito que suele rodear a su líder, que coaccionaban al personal consciente e inconscientemente.

En el segundo grupo, denominado Potentados, se incluyó a todos los multimillonarios tratados en el Hospital General de Massachussets. Aunque siempre se mantuvieron en el anonimato, ejercían todo el poder que les proporciona su fortuna desde el momento del ingreso. En el primer capítulo de la serie de HBO *Sucession*, el magnate Logan Roy es ingresado de urgencia porque sufre un ictus que compromete sus funciones vitales. Sus hijos, preocupados a partes iguales por su padre y por el futuro de las empresas de la familia, no están conformes con las explicaciones del neurólogo que le trata, y deciden, de la forma más despótica que se pueda uno imaginar, ir a buscar en helicóptero al especialista más prestigioso del país. Al neurólogo no le queda otra que tragarse su orgullo y la bilis que le genera la prepotencia de la familia Roy. La escena no tiene desperdicio y refleja fielmente el trato que recibimos a veces el personal sanitario en nuestro día a día, en especial con gente habituada a poseer todo lo que está al alcance de su abultada billetera. ¿Qué recomiendan los autores del trabajo en estos casos? Consideran que lo mejor es tratarlos como ellos quieren que sean tratados, es decir, como personas especiales, porque «de esa manera repararán su vulnerable autoestima, y se evitarán los conflictos» (un consejo muy pertinente, puesto que la mayor parte de quienes trabajamos en un hospital no provenimos de familias acaudaladas y queremos mantener nuestros trabajos).

El último grupo lo constituyeron los VIP y lo formaban personalidades: políticos, jefes de Estado, etc. Se dice que el término VIP (acrónimo de *very important person*) fue acuñado por Winston Churchill para diferenciar altos cargos del gobierno y militares de rango elevado. Los VIP se diferencian de los Potentados porque estos últimos suelen ser anónimos, pero presentan similitudes con las Celebridades, puesto que estas hoy en día son tratadas como VIP. Cuando una personalidad ingresa en un hospital, el problema no radica tanto en la presión mediática, como sucede con las Celebridades, como en el hecho de que su presencia como paciente genera un sentimiento que fluctúa entre el temor, la admiración o la pena, y que puede llegar a obnubilar el juicio clínico de quien le trata, o sentirse condicionado cuando le da órdenes. También es una personalidad un médico o cualquier trabajador del centro que ingresa, puesto que se convierten, de inmediato, en un paciente VIP para el resto del personal sanitario.

El cuidado de todos estos pacientes especiales no es fácil. Tampoco si precisa de una intervención quirúrgica. En una situación de postoperatorio normal, el cirujano se ve, a veces, en la necesidad de ponerse firme con su paciente: acaba de intervenirse con éxito y es importante que durante su estancia en la planta este se active, que esté levantado el mayor tiempo posible y que camine para que pueda recuperarse lo antes posible. Esta firmeza resulta complicada cuando se trata de un VIP. Varias veces he tenido a mi cargo pacientes que ostentaban cargos importantes en la Administración, y he podido comprobar lo complicado que resulta obligarles a que salgan a caminar por el pasillo, por ejemplo. Tienen dificultad para aceptar la autoridad clínica del médico porque no están acostumbrados a recibir órdenes, y hay que manejar la situación con solidez pero también con cautela.

La intervención de apendicitis de mi hermano duró más de la cuenta porque al cirujano amigo de mi tío le costó encontrar el apéndice inflamado. No fue porque mi presencia le pusiese nervioso (su experiencia era más que evidente), sino porque el apéndice se hallaba en una posición anatómica inusual. Yo me había situado en medio del quirófano, con las manos a la espalda, y veía cómo manipulaba con sus grandes manos la barriga de mi hermano a través de una incisión en el lado derecho. Le veía buscar y buscar con el dedo enterrado en su tripa, pero no acababa de encontrarlo. De repente, se giró levemente hacia donde yo estaba y pronunció unas palabras que nunca más he olvidado. No sé si fueron fruto de la ocurrencia del momento o si ya las había utilizado antes, pero me parecieron muy ingeniosas e instructivas: «Este es el llamado síndrome del recomendado —dijo entonces—. Buscas y buscas [el apéndice] y no aparece por ningún lado». Segundos después, como si aquel pareado tuviera efectos mágicos, consiguió exteriorizarlo con su dedo anular. Luego procedió a extirparlo y el asunto de los dolores de tripa del otro hijo de mis padres pasaron a ser una anécdota más de la familia.

Hemos comentado que dentro del grupo de las personalidades podemos incluir a todo aquel trabajador del propio hospital que precisa de asistencia médica. Podemos asegurar sin miedo a equívoco que, de este grupo, los médicos somos los peores enfermos del planeta. Si hay algo que teme un médico es adquirir una dolencia y ser hospitalizado. ¿Y eso por qué? Porque es muy consciente de que cualquier prueba, procedimiento, o tratamiento es susceptible de producir una complicación y que esta desemboque en una enfermedad más grave aún de la que le ha llevado al hospital. Si lo extrapolamos a procesos quirúrgicos, no hay nada más aterrador para un cirujano que tener que operarse. Somos conscientes de que las posibilidades de que una cirugía se complique son pocas, pero existen, y nos da miedo que estas se produzcan en la nuestra, porque tenemos siempre muy presente el síndrome del recomendado. El Dr. E. afirma que ha soñado muchas veces que se operaba a sí mismo, y lo cuenta como una pesadilla, aunque nunca refiere que se le haya complicado su autointervención (un ejemplo del ego de los de nuestro gremio, que no fallamos ni en sueños). En mi caso, que nunca me han operado, solo pensar en que tengan que hacerlo me genera sudores fríos. Imagino que ese día llegará y lo tendré que asumir como hicieron todos los que pasaron por mis manos, pero la idea no me seduce.

La vida profesional de un cirujano puede dividirse en tres fases. La primera es aquella en la que es joven y considera que «la enfermedad la tienen los enfermos y no los cirujanos», y sus pacientes tienen más edad que la suya. En la segunda fase se da cuenta de que la enfermedad puede afectar a los cirujanos porque los pacientes a los que interviene empiezan a ser más jóvenes que él. En esa fase uno se plantea muchas veces delante del enfermo desnudo en la mesa operatoria antes de empezar la cirugía: «¿Por qué él y no yo?, ¿cuándo me tocará a mí estar ahí tumbado?». De repente, la sensación de inmunidad que te otorgaba tu profesión se ha filtrado como arena entre tus dedos y no te has dado cuenta. Por último, en la fase tres, el cirujano, ya jubilado, acaba por ser intervenido de algo (una o muchas veces), y recuerda con nostalgia cuando él se encontraba vestido de verde y no con ese ridículo camisón. Es cuando entiende, por fin, la verdadera angustia de aquel que tiene que intervenirse, y el miedo a que las cosas no vayan bien, en su caso, nada infundado puesto que conoce bien el percal.

Mi otra abuela tenía una frase demoledora que he oído a muchos otros pacientes a lo largo de mi carrera: «Al médico es mejor no ir porque seguro que te saca algo». En el imaginario popular, el médico dispone de una especie de caña de pescar con la que saca de tu cuerpo un montón de enfermedades. Si bien es una exageración, no deja de tener algo de veracidad. Los métodos diagnósticos cada vez son mejores y eso favorece que muchas dolencias se detecten en una fase incipiente, en pacientes que no tienen sintomatología. Si te empeñas en pedir pruebas, algún diagnóstico sacarás; una anomalía, una variante anatómica, una estructura un poco más grande de lo habitual. Si el paciente objeto de estudio es médico, el ojo del radiólogo se afinará más de lo habitual, y algo que en circunstancias normales no tiene tanta importancia, pasará a ser preocupante y susceptible de más pruebas.

En un estudio publicado en la prestigiosa revista estadounidense *Cancer* a mediados del siglo XX, se calculó el tiempo que transcurría desde que un paciente se detectaba un primer síntoma hasta el momento en el que decidía ir al médico. Los sujetos a estudio se dividieron en grupos según sus profesiones. En el subgrupo de pacientes que declararon ser médicos se observó que estos tardaban más tiempo en ir al especialista que los que tenían profesiones que no tenían nada que ver con la medicina. Más insólito aún resultó el hecho de que los médicos que trataban a sus compañeros tardaban más tiempo en confirmar el diagnóstico y en organizar su tratamiento que cuando se ocupaban de los enfermos con otros estudios o empleos. Los autores del estudio llegaron a la conclusión de que los médicos que tratan a otros médicos se identifican en exceso con ellos y pueden llegar a confabular con el colega enfermo, desmintiendo incluso su enfermedad.

Los médicos sentimos vergüenza de nuestras enfermedades y podemos llegar a negarlas, sobre todo si se trata de trastornos psiquiátricos. Creemos que la bata nos da poderes y nos hace inmortales. Este convencimiento, debido en parte a un sentimiento oculto de invulnerabilidad ante la desgracia ajena diaria, perdura hasta que recibes una bofetada de cruda realidad. El tiempo pasa inexorable, y cuantos más años tienes, mayor es la posibilidad de que un colega te eche la caña y pesque alguna enfermedad inesperada. En la película *El doctor*, William Hurt da vida a un cirujano cardiaco conocido a partes iguales por su habilidad y por su prepotencia. Su fama de soberbio y distante con los pacientes le precede. Un día le diagnostican de cáncer y de la noche a la mañana pasa a ser paciente de su propio hospital. Sufre, de sus propios colegas (a los que él defendía como excelentes profesionales), la misma frialdad y displicencia que él solía utilizar con sus enfermos. El título del libro en el que se basa el guion de la película es *El sabor de mi propia medicina*, del Dr. Edward E. Rosenbaum, y resulta mucho más acertado que el del film. Acabados los tratamientos, Hurt, restablecido y de vuelta a su actividad, cambia su manera de tratar a sus enfermos, sensibilizado con su experiencia. Obliga a sus residentes a vestir un pijama y a comer la comida del hospital, para que aprendan que un enfermo no es solo un número, sino un ser humano que, además de recibir explicaciones sobre la cirugía que se le va a realizar, está afligido y quiere consuelo. La película pasó sin pena ni gloria por las salas cinematográficas, pero debería ser obligatoria en todas las escuelas de formación de futuros sanitarios.

El médico que está ingresado por enfermedad no quiere recibir visitas condescendientes de sus colegas para que le digan que «esto no es nada» o que «va a ir todo bien». Sabe que ni es verdad ni que el que lo dice está convencido de ello. Tampoco quiere decidir sobre sus tratamientos y suelta las riendas para que el responsable de su enfermedad las coja, y que le alivien del peso de la decisión. Como suele decir el Dr. Frederic Larsan: «La asunción de la responsabilidad es el acto fundamental de la atención medica». A un cirujano que esté a la espera de intervenirse le costará decidir quién quiere que le opere. Es una responsabilidad muy grande. Con seguridad, hasta preferiría entrar inconsciente a quirófano y desentenderse de todo. Y no resultaría extraño que no quisiese ser atendido en su propio centro y fuera a otro, por vergüenza, miedo, o porque cree que por ser VIP se puede complicar lo suyo y prefiere ser anónimo.

Aprendí el significado del síndrome del recomendado siendo residente de cirugía. Un médico joven de nuestro hospital debía intervenirse para implantarse una prótesis valvular. Se trataba de una cirugía rutinaria de bajo riesgo. Nuestro colega entró en el quirófano con confianza y muy animado. Durante el procedimiento quirúrgico se produjo una complicación muy seria. La bola de nieve que imaginaba el Dr. O. cuando una intervención se iba complicando cada vez más fue creciendo de manera paulatina y, después de más de catorce horas de intervención, nos temíamos lo peor.

La única solución posible era trasplantar su corazón en el mismo acto quirúrgico. Para ello había que solicitarlo y esperar a que un donante apareciese como por arte de magia. Y lo hubo. Ya fuese por el *karma*, el *kairós*, la intervención divina, o porque se alinearon los astros, pudimos trasplantarle y sacarlo de quirófano.

El postoperatorio transcurrió sorprendentemente bien para sorpresa de todos, y llegó el día en el que pudimos quitarle la sedación y extubarle. Nunca olvidaré su cara de asombro cuando nuestro jefe, acompañado de toda la plantilla del servicio, le explicó de manera detallada todo lo que le había pasado. Yo era entonces el último mono y permanecía en segundo plano, pero no perdía ripio de la escena. Notaba la angustia de todos mis compañeros cirujanos y creo que fue aquello lo que más me impresionó, puesto que les suponía con más entereza dada su experiencia.

Pero no era así, en nuestras cabezas solo teníamos un sentimiento de angustia, compasión y miedo a que nos pudiera pasar a nosotros algún día. Nuestro colega, en cambio, se comportó de una manera excepcional. Asumió su nueva condición de trasplantado y poco menos que acabó por consolarnos a todos, eximiéndonos de responsabilidad ante la complicación, circunstancia que nos hizo sentirnos peor aún, si cabe.

Capítulo 16

'ERRARE HUMANUM EST'

«Si un médico ha tratado a un hombre con un cuchillo de metal por una herida grave y ha provocado su muerte, se le cortarán las manos.»

Código de Hammurabi, 2000 a. C.

Los errores existen. Suceden en cualquier ámbito de nuestras vidas, ya sea en el entorno profesional o familiar, y causan un perjuicio que puede resolverse con el tiempo, o no. Hay ocupaciones en las que un error del trabajador puede suponer el fallecimiento de otras personas. Si un piloto de avión comete un error muy grande, un avión lleno de pasajeros se estrella. Lo mismo sucede con otras profesiones con gran responsabilidad, como las relacionadas con la salud. A diferencia del piloto, nosotros nos vamos a casa.

El asunto de los errores médicos suele ser un tema tabú en nuestra profesión. Salvo en círculos reservados es difícil que un cirujano hable abiertamente de los suyos, circunstancia que acrecienta el oscurantismo que rodea al sanitario en relación con este asunto (así como la fama que tenemos de cubrirnos los unos a los otros). Lo cierto es que los errores en el quirófano existen, y siempre existieron. El Dr. Guillaume Dupuytren pronunció la siguiente frase dicha a principios del siglo XIX: «Me he equivocado, pero me he equivocado menos que otros cirujanos.» Unos cuantos años después, el Dr. Chalmers Da Costa definía la experiencia en cirugía como «una lista terrible de espantosos errores». Según el Dr. Max Thorek, «en el arte de la cirugía el error es más probable que se produzca en cualquier otra faceta de la actividad humana». Son innumerables los testimonios de médicos y cirujanos que, a lo largo de la historia, reconocen como inevitables sus equivocaciones en el ejercicio de la profesión.

Conforme avanzas en la carrera profesional aumenta la angustia por la posibilidad de cometer un error. No sé si se debe al hecho de que cuando eres joven y atrevido tienes más confianza en tus habilidades, o a que cuando eres mayor has visto más complicaciones y errores (es decir, tienes más experiencia, según el Dr. Chalmers), y sabes a lo que te expones cuando vas a intervenir. El Dr. Johan Peter Frank, quienes muchos consideran el padre de la salud pública, dijo una vez que «cuando era joven los pacientes me temían; ahora que soy viejo, temo a mis pacientes». El neurocirujano Henry Marsh afirma «que cuando avanzas en tu carrera, los pacientes pasan a inspirarte temor además de compasión». Marsh tiene su particular punto de vista pues afirma que «cuando un médico trata a un paciente y este fallece, el fatal desenlace se debe al hecho de que no respondió al tratamiento, pero cuando un paciente se opera y muere, es más fácil pensar que fue error del cirujano». El Dr. Thomas C. Albutt, médico e inventor del termómetro, ya consideraba que «los médicos internistas profundizan demasiado en los dogmas y especulaciones y con demasiada frecuencia sus errores pasan inadvertidos a la tumba. El cirujano, en cambio, recibe una formación más apropiada, pues sus errores les golpean rápidamente en la cara». Comparto todas estas opiniones, incluida la última, puesto que nuestros errores en el quirófano son más espectaculares que los que se producen en una planta de medicina interna, por ejemplo. También dentro de las especialidades quirúrgicas existen algunas donde el riesgo de fallecimiento es mayor, como la neurocirugía o la cirugía cardiaca. No es lo mismo extirpar un tumor cerebral u operar una rotura cardiaca que colocar una prótesis de cadera o arreglar una hernia inguinal. No digo que estas últimas no sean complejas o no requieran de experiencia, sino que son procedimientos en los que no se manipulan órganos vitales y, por tanto, el riesgo de complicaciones mortales se presupone más bajo.

La responsabilidad sanitaria es un mecanismo de derecho por el cual se intenta resarcir a un paciente sobre el que se ha producido un daño como consecuencia de un acto médico. Según la legislación vigente, para que se considere probada la responsabilidad del profesional en el perjuicio de un enfermo se tienen que cumplir tres requisitos: existencia probada de un daño por acción o por omisión (por ejemplo, no solicitar una prueba diagnóstica que condiciona un retraso en un tratamiento crucial), existencia de un daño cuantificable y apreciable, y existencia de un nexo causal entre el daño y la acción que la produjo. Este último, que en jurisprudencia sanitaria se llama la «carga de la prueba», es imprescindible para que se demuestre la responsabilidad y, también, la más difícil de demostrar. También es importante determinar si existió intencionalidad o «dolo», o el profesional erró sin querer hacer daño, en cuyo caso se denomina «imprudencia». El cirujano no se obliga a curar, sino a intentar hacerlo con los medios disponibles y conforme a la *lex artis* (es decir, conforme a lo que se conoce como la buena práctica quirúrgica). De lo contrario se incurre en *mala praxis*, que puede producirse por impericia (realizo una intervención para la que no estoy capacitado), imprudencia (mientras intervengo corto estructuras que no sé si debo cortar) o negligencia médica (corto lo que no es por descuido). Determinar la atribución de responsabilidad (y, por tanto, establecer una relación causal) no es sencillo en el caso de la jurisprudencia sanitaria. Tiene que demostrarse que la causa es la responsable del daño, o que el daño es tan desproporcionado que es evidente la relación causal, o que la actuación del servicio prestador de los cuidados en la salud fue altamente defectuosa (bien por déficit humano o material).

Alguna vez he soñado que estoy operando y que se me cae el bisturí encima de la aorta. Si pasase en la vida real, todos reaccionaríamos de inmediato para evitar una tragedia. Pero nadie garantizaría que pudiéramos controlar la hemorragia antes de que el paciente se desangrase. Aun controlándolo, tampoco podríamos asegurar que quedaría todo resuelto después de suturarlo. Dependería del tamaño de la rasgadura, la calidad de la aorta (si se tratase de un paciente anciano de tejidos frágiles, sería aún peor), y de otros factores dependientes de la idiosincrasia del propio enfermo. No comprendo de dónde me viene esa pesadilla. Ni es algo que me haya sucedido, ni lo he visto nunca, ni tan siquiera nadie me ha contado jamás que le haya pasado. El instrumental no se cae de tus manos a no ser que pierdan fuerza porque acabas de sufrir un problema súbito y de gravedad (un ictus o un infarto, por ejemplo), y aun así tendría que ser precisamente en el momento en el que estás con el bisturí justo encima de la aorta. Sería demasiada casualidad. Ha habido casos de cirujanos que se han desplomado mientras operaban, pero, aun así, el equipo ha sacado la intervención adelante. A raíz de la pesadilla evito siempre tener el bisturí encima del corazón a no ser que vaya a ejecutar alguna maniobra con él en concreto. Dejarlo caer sería un error de consecuencias insospechadas. La realidad es que los accidentes suceden durante las intervenciones. Lo más habitual es que consigamos solucionarlos;

hemos sido entrenados para solventar nuestras complicaciones (es la segunda regla que debe cumplir un cirujano según el Dr. Larsan) y así es como sacamos adelante nuestra carrera profesional.

Supongamos que durante una intervención se produce una lesión en una estructura determinada. Es una complicación descrita por la literatura científica y por los libros de cirugía como posible (se recoge en la *lex artis*) y, por tanto, no implica que su aparición se deba a una *mala praxis*. Si bien la probabilidad de que suceda es pequeña, nunca es cero. Puede que se informase al paciente de la posibilidad de que esta en concreto pudiera suceder, o tal vez no, puesto que la lista de complicaciones es interminable. El paciente firmó el consentimiento informado antes de la intervención. La Ley 41/2002 lo define como «la conformidad libre, voluntaria y consciente de un paciente, manifestada en pleno uso de sus facultades después de recibir la información adecuada, para que tenga lugar una actuación que afecta a su salud». En consecuencia, al firmar se asume que ha sido informado de todas las potenciales complicaciones. Pero, volviendo a la citada lesión de la estructura que se produce en el quirófano, si bien no compromete la vida del paciente, aumenta el tiempo quirúrgico, lo cual no es positivo. En el postoperatorio se incrementan los días de estancia en la UCI y, como consecuencia de ello, surgen otras complicaciones inesperadas. Una de ellas es una infección que se propaga por el organismo y le produce una sepsis (una infección generalizada que afecta a dos o más órganos) y que compromete seriamente su vida. El paciente acaba por fallecer semanas después.

¿La complicación intraoperatoria causó el fallecimiento? En realidad, se solventó *in situ*, no se trataba de una estructura vital, y se finalizó la intervención como estaba programada. ¿Está en relación la complicación con el postoperatorio que tuvo? ¿Quizá hubiese evolucionado mejor si no se hubiera producido? Es imposible de saber. Hay muchos otros factores en juego, como las enfermedades asociadas del paciente que lo debilitan, o su edad avanzada, por ejemplo. Si bien la lesión pudo enlentecer la recuperación, resulta difícil relacionarlo con la causa de su fallecimiento, porque el retraso se pudo deber a muchos otros factores que no se contemplan.

¿Debe el cirujano explicar todo lo que sucede en el quirófano, o tan solo aquel suceso que, a su juicio, puede condicionar un postoperatorio más complicado? Dice el Dr. Larsan que «la honestidad, la ética y la transparencia son cosas que no te enseñan en la facultad ni en el hospital, sino que las aprendes en tu casa cuando eres pequeño». También el Dr. E. tiene una opinión muy clara al respecto: «Cuanto mayor sea el error que has cometido, más explicaciones has de dar». Ambas reflexiones son acertadas. Las familias quieren saber, y no desean que se les oculte la información. Asumirán mejor la situación cuanto mejor hayan sido informados por el responsable antes de la intervención, o durante todo el proceso de la enfermedad. Si yo opero a un paciente y está empeorando en la UCI, debo informar de manera regular sobre la situación en la que se encuentra. Si rehúyo encontrarlos para evitar dar explicaciones y sentirme auditado, la familia creerá que se le está ocultando algo, y comenzarán a formarse la idea de que se ha producido una negligencia. En el caso de que, aun entendiendo lo sucedido, no estén conformes, comenzará entonces un difícil camino para ellos en el que deberán demostrar que aquella lesión que el cirujano les dijo que se produjo en el quirófano fue la causante directa del fallecimiento del paciente (la carga de la prueba), algo que será muy difícil de demostrar. En el caso de que el cirujano no hubiese hablado del citado contratiempo en el quirófano, más difícil lo tendrían aún. En general, es difícil de demostrar y tal dificultad probablemente se encuentre detrás del oscurantismo que rodea a los errores médicos, los cuales, según el imaginario popular, son muchos más de los que trascienden a la opinión pública.

Una manera de minimizar los errores se basa en la transparencia, y en su revelación. La historia de la humanidad cuenta con varios ejemplos. La pandemia de gripe mundial que azotó a Europa en 1918 acabó con entre veinte y treinta millones de personas. Se llamó «gripe española» porque solo nuestro país le dio atención mediática, a diferencia del resto de países implicados en la Gran Guerra, cuyos periódicos se centraban en el conflicto bélico (existe, también, la teoría de que no querían informar sobre las bajas de la gripe para no menoscabar la moral de los soldados). Muchos años después, la filosofía soviética de no informar sobre los errores y los eventos adversos contribuyó directamente al desastre nuclear de la central de Chernóbil, como ha quedado demostrado según las investigaciones posteriores. Si no hubiese sido por el viento, que milagrosamente cambió horas después del desastre, la mitad de Europa hubiese desaparecido. ¿No hubiese sido mejor reconocer el evento? Es deseable la existencia de una cultura justa, en la que se establezca la transparencia y se delimite la frontera que separa las acciones irreprochables de las reprochables como primer paso esencial para crear una cultura segura.

En el año 1992 se destapó un escándalo en un hospital de Bristol, Reino Unido, a raíz de la denuncia del Dr. Steve Bolsin, un anestesista que trabajaba en ese centro. Bolsin detectó que la mortalidad de los niños operados al corazón era demasiado elevada en comparación con otros centros del Reino Unido. Pero lo que más sorpresa le causaba era el hecho de que aquello parecía ser de conocimiento público, no solo de los trabajadores del centro, sino de la población general, puesto que los pacientes eran derivados por los propios médicos a otros centros situados a muchos kilómetros de distancia, y los padres de los niños que estaban en lista de espera conducían esa distancia para que sus hijos fueran operados en ese otro hospital. Abrumado por los datos, Bolsin expresó su preocupación al servicio de cirugía cardiaca primero y a la gerencia del hospital después, pero, en ambos casos, solo obtuvo amenazas. ¿Qué hizo entonces? Puso su descubrimiento en manos de la prensa, lo que produjo un escándalo nacional de proporciones inimaginables hasta ese momento. El Servicio Nacional de Salud organizó una auditoría dirigida por otros especialistas y sus conclusiones resultaron demoledoras: entre 1984 y 1995 la vida de 171 niños se podría haber salvado si se hubieran operado en otro centro.

Como ya se ha comentado previamente cuando tratamos del tema de la mortalidad de cada cirujano, a raíz de la preocupación de los ciudadanos y el descrédito en el que había caído la sanidad por el escándalo de Bristol, el Servicio Nacional de Salud decidió hacer públicos los resultados de mortalidad de todos los cirujanos cardiacos del país. Aquello supuso un agravio comparativo entre profesionales, puesto que se publicaban resultados de mortalidad cruda, sin tener en cuenta si quienes presentaban mayor mortalidad operaban a pacientes más enfermos (y, por tanto, con mayor riesgo). De repente, algunos cirujanos eran señalados de manera arbitraria. Está bien la transparencia, pero siempre y cuando esta sea justa. La seguridad se consigue en una sociedad justa.

Según el Dr. Samer Nashef, cuando un cirujano presenta un mayor índice de mortalidad que otro puede deberse a tres motivos: *a*) el azar; *b*) que opere a pacientes con más riesgo; *c*) que el primero sea peor cirujano que el segundo.

Para confirmar este último punto no queda otra posibilidad que descartar los dos anteriores. Si el volumen de pacientes intervenidos es pequeño, la diferencia de resultados puede deberse a la casualidad, pero si hablamos de cientos de operaciones, es mejor evitar al cirujano con malos resultados. En relación con el riesgo, queda claro que cada paciente es un mundo, y condiciona los resultados. Puede ser que un cirujano tenga más mortalidad porque opera en una región en la que existen problemas endémicos que aumentan el riesgo de los enfermos, o que sea quien se ocupa siempre de los casos más complejos.

A raíz de la publicación de la lista de mortalidad de los cirujanos, se planteó la necesidad de comparar los resultados de los diferentes servicios quirúrgicos, para saber si, en realidad, un servicio era mejor que otro (el punto c). Es lo que hoy se denomina el *benchmarking* y que consiste en el estudio de tus competidores en cualquier ámbito para poder comprender las estrategias y las mejores prácticas utilizadas por ellos. Gracias a ese análisis podrás reproducir y adaptar determinadas actitudes profesionales para atraer al público a tu institución o empresa. ¿Cómo realizar el *benchmarking* en cirugía cardiaca? Desde luego no publicando la lista de mortalidad individual sin tener en cuenta el riesgo de cada paciente. Por ese motivo, el Dr. Nashef aboga por aplicar los escores de riesgo quirúrgico para saber dónde está, en realidad, un cirujano y su servicio. Los resultados dependerán del número de casos, de la significación estadística y de las características de los pacientes. Nashef afirma que «los modelos de riesgo son fundamentales porque apoyan tu decisión de operar basada en el riesgo, evalúan la calidad de tu cirugía, predicen la probabilidad de muerte y/o complicaciones, comparan resultados con otros cirujanos y servicios, y permiten una estimación de costes y de estancia hospitalaria».

Por raro que pueda parecer, aún existen servicios de cirugía en los que se mantiene una cirugía paternalista, basada en una filosofía de trabajo que algunos denominan «medicina basada en la eminencia», que es reacia a los cambios y a la evaluación de resultados. Mantienen la máxima de que «lo que funciona no se cambia», o la de «lo hacemos así porque siempre se ha hecho así», y asumen que los resultados son los que son y no pueden mejorarse (probablemente ni conocen cuáles son los resultados reales). En 1950 el científico Henry A. Landsberger postuló la teoría de que «el mero acto de medir tu actividad mejorará tus resultados». Se apoyaba en dos aserciones. Primero, si los trabajadores de una empresa perciben que alguien está interesado en su producción, se sentirán motivados para mejorar. Segundo, si no tienes medición de tu actividad puede que no sepas que tu desempeño no es el adecuado, ya que no tienes con quién compararte. Dicho de otro modo, ante la filosofía de que lo que funciona no se cambia, ¿cómo sabes realmente que funciona? Este fue uno de los problemas que condujo al Hospital de Bristol a tener aquellos terribles resultados: desconocían que su mortalidad era demasiado elevada. Parece evidente, pues, que para evitar los errores es necesaria la transparencia y la adecuada medición de los resultados. Como dice Frederic Larsan: «Dame datos y no relatos».

Los errores existen y existirán. ¿Qué podemos hacer para minimizarlos? A principios del siglo XXI, el profesor de Psicología de la Universidad de Manchester James T. Reason publicó sus novedosas teorías sobre los errores en la profesión médica. En primer lugar, Reason definió dos enfoques para los fallos producidos por el sanitario: el propiamente debido a la interacción de la persona, y el dependiente del sistema que lo rodea. Según él, el enfoque personal, el único tenido en cuenta hasta el momento de la publicación de sus investigaciones, se centra en los errores de los individuos: olvidos, falta de atención o imprudencias, y afectan a quienes se encuentran en la llamada punta de lanza (enfermeras, médicos, cirujanos, anestesistas, etc.). La manera de mitigar sus errores es mediante campañas de concienciación, medidas disciplinarias o bien a través de herramientas que afectan a la moral del individuo. El enfoque sistémico, en cambio, se concentra en las condiciones en las que trabajan los individuos y es donde se deben crear barreras para evitar los errores o mitigar sus efectos. Su premisa es que los seres humanos nos equivocamos incluso en las mejores organizaciones. Los errores deben considerarse la consecuencia más que la causa y su origen no es tanto la perversidad del que erra, que el ecosistema que lo rodea. Como no podemos cambiar la condición humana, Reason aboga por modificar las circunstancias que lo rodean mediante barreras de seguridad que anulen o mitiguen el error. Los contratiempos tienden a caer en patrones recurrentes, de manera que el mismo conjunto de circunstancias puede provocar errores similares, con independencia de las personas involucradas. Se mantienen en un servicio de cirugía actitudes erradas porque su responsable considera que «siempre se ha hecho así y no vamos a cambiar ahora» (la medicina basada en la eminencia).

¿Cómo evitar los errores? Reason aboga por crear y/o aumentar las barreras de defensa ante el fallo. Estas pueden ser dependientes de los equipamientos (alarmas electrónicas, mantenimiento del aparataje, etc.), dependientes de las personas (mejora de la comunicación, adecuada formación, revisión de protocolos), y otras son barreras administrativas (mayor supervisión, mejora de las condiciones laborales, optimización de la estrategia organizativa). Si el mundo fuese perfecto, solo sería necesaria una capa y no dejaría pasar ningún error a través de ella. Pero como eso no es posible, hemos de imaginar que cada barrera presenta un defecto que, en algún momento, permitirá que el error se produzca. Reason imagina las barreras como lonchas de queso suizo, cuyos agujeros representan las debilidades de cada una de ellas. Colocadas una detrás de la otra, es prácticamente imposible que los agujeros coincidan de forma que un error se filtre, de la misma manera que es casi imposible que una flecha pueda traspasar las lonchas superpuestas a través de los agujeros sin producir daño en el queso. Su modelo ha quedado para la posteridad como el «modelo del queso suizo de Reason». Cuantas más lonchas, menor será la probabilidad de error. Según él «no podemos cambiar la condición humana, pero podemos cambiar las condiciones en las que los humanos trabajan».

Se han publicado investigaciones realizadas en organizaciones denominadas «de alta fiabilidad», como son los portaaviones de la armada de Estados Unidos, las centrales nucleares y los centros de control de tráfico aéreo. Son corporaciones que gestionan tecnologías complejas con una demanda muy alta de actividad ocasional que requiere de una respuesta rápida y precisa. Los resultados del estudio revelan que todas estas organizaciones llevan a cabo sus tareas con tasas bajas de incidentes y con ausencia casi total de fallos catastróficos durante años. ¿A qué se puede atribuir tales resultados? Estas entidades comprenden que se cometerán errores y permiten a sus trabajadores reconocerlos y recuperarse de ellos. Ensayan continuamente escenarios de falla y se esfuerzan por imaginar otros nuevos. En lugar de aislar los errores, los analizan y buscan reformas del sistema. Las organizaciones de alta fiabilidad no son inmunes a los eventos adversos, pero han aprendido a convertir los contratiempos en una mayor resiliencia de su propio sistema.

Hoy en día las gerencias de los hospitales se afanan en reducir los eventos adversos que se producen en el enfermo a través de lo que se denomina «las prácticas seguras». Son aquellas intervenciones diseñadas para prevenir o mitigar los incidentes relacionados con la atención sanitaria, y se basan en la detección y el conocimiento de los errores más frecuentes. Estas prácticas seguras son promovidas por las principales organizaciones, tanto internacionales, como la Organización Mundial de la Salud, como nacionales, a través del Ministerio de Sanidad. En los países industrializados se calcula que entre 3 y el 16 % de los procedimientos quirúrgicos que requieren ingreso presentan complicaciones con unas tasas de mortalidad o discapacidad permanente de entre el cero coma cuatro y el 0,4 y el 0,8 %. Queda aún mucho por hacer al respecto.

El paciente del siglo XXI está bien informado. Entiende que pueden producirse complicaciones en las intervenciones y asume que los errores existen. Se informa antes de tomar la decisión de operarse y busca de manera preferencial los centros y cirujanos con mejores resultados, si estos están disponibles. Nosotros asumimos que errar en la cirugía forma parte de la ecuación. Es nuestro trabajo. Como solía decir el Dr. U., «si fuese fácil, lo haría cualquiera».

Capítulo 17

TENGO UNA SUPERSTICIÓN

«Cuando un hombre empieza con las anécdotas es señal de que debe jubilarse.»

Benjamin Disraeli, 1804-1881

Los cirujanos experimentados tienen siempre una retahíla de historias para quienes quieran escucharlas. A veces se repiten, como le sucede a cualquier entrañable abuelo que cuenta batallitas a sus nietos. En ambos casos, es el resultado de la edad y de la experiencia vital. El dicho popular «sabe más el diablo por viejo que por diablo» se puede aplicar a muchos colectivos, entre ellos, cómo no, al de los cirujanos. El Dr. S. solía repetir anécdotas sobre su estancia de dos años en un prestigioso centro famoso por sus buenos resultados en cirugía cardiaca infantil. Su favorita siempre salía a la hora en la que todos los compañeros nos reuníamos para tomar café antes de las cirugías programadas del día. Según S., el jefe del reconocido servicio se negaba a operar si accidentalmente su café se derramaba antes de la cirugía. Al escucharlo, parecía una historia poco creíble (¿cuál es la probabilidad de que se te caiga el café por la mañana antes de trabajar?). Sin embargo, todos entendíamos el significado de aquello, puesto que éramos conscientes de que todos los cirujanos tienen supersticiones, y que nunca confesarán por vergüenza o por miedo a que estas dejen de funcionar.

Cuando compartes una profesión como la nuestra, pasas muchas horas con tus compañeros; días interminables de cansancio y de estrés, de pie, cabeza con cabeza. Llegas a conocer sus gestos, sus tics, sus manías y sus supersticiones. Mi amigo el doctor Frederic Larsan me confesó una vez uno de sus secretos mejor guardados. Supongo que cuando una relación con un compañero pasa a ser de mucha confianza, la última barrera cae con la revelación más asombrosa. «Tengo una superstición —admitió—. Siempre uso los mismos calcetines el día que tengo cirugía.» En realidad, no me pilló por sorpresa, puesto que ya lo sospechaba, pero desconocía el *modus operandi* de su fetichismo. Larsan se los pone si va a operar, pero siempre y cuando estén limpios y disponibles. Si no es así recurre a otros que tiene de reserva, y si estos tampoco están libres, tira de un tercer par de repuesto. Como se levanta muy temprano y no quiere molestar encendiendo la luz y abriendo cajones, la noche antes prepara la ropa del día siguiente, incluidos sus preciados calcetines. Una vez le sucedió que no los había localizado y tuvo que buscarlos. El resultado fue desastroso: tardó en encontrarlos, se vistió a toda prisa, llegó tarde al hospital y su nivel de ansiedad aumentó hasta niveles más altos de los deseables antes de la primera intervención de la mañana. La cirugía no fue mal, pero transcurrió sin ritmo y él no disfrutó en absoluto. Desde entonces, la noche antes de las cirugías, deja su par favorito preparado porque «me ahorro una ansiedad anticipatoria que no necesito», reconoce. Con los calcetines de la suerte se siente más a gusto y con confianza y las cirugías van mejor.

Si contamos esta historia a alguien que no es cirujano la tomará con lógico escepticismo. ¿Sus habilidades como cirujano se acrecientan por llevar unos calcetines determinados? ¿Si no los lleva el paciente está en peligro? La medicina del siglo XXI presume de lo que se ha denominado la «medicina basada en la evidencia», que no es más que una filosofía por la que se toman decisiones clínicas basadas en pruebas contrastadas provenientes de la investigación y la ciencia. Sin embargo, el personal sanitario adopta, muchas veces, actitudes médicas poco o nada demostrables, que no se fundamentan, para nada, en investigaciones científicas, ni en trabajos donde se demuestre significación estadística. Un cirujano que saluda a su paciente antes de operarlo nunca le garantizará que «todo va a ir bien», como mucho le dirá «luego, cuando despiertes, te cuento cómo ha ido». Nunca aludirá a las probabilidades de éxito de la intervención justo antes de empezar. Sabe, aunque no hay evidencia científica, que basta que le diga que va a ir bien, para que la cirugía se complique. Durante la intervención, el cirujano detesta que el equipo haga comentarios como «oye, qué bien vamos», o «pues no está tan complicado como pensábamos», porque lo considera como una llamada a gritos para que aparezca la temida complicación. Si le preguntas si cree que tiene lógica pensar así te dirá que no, pero él prefiere que sea así, y es el que manda.

Este pensamiento por el cual hay frases que tientan a la suerte del futuro del paciente es generalizado y se produce en otros ámbitos hospitalarios. En un servicio de urgencias, a nadie se le ocurre pronunciar la frase «hoy está todo tranquilo»; y si lo hace, será reprendido de inmediato por sus compañeros de guardia. Todos saben por experiencia propia que basta que alguien lo diga para que la sala de espera se llene de pacientes. Son creencias que no solo se limitan a los profesionales, sino que pueden implicar a las instalaciones. Por ejemplo, en muchos centros no hay un quirófano con el número 13, ni una habitación en la planta de hospitalización con esa cifra. También afecta a los pacientes: hay quienes no quieren operarse un viernes 13 y otros que rechazan intervenirse si coincide con el aniversario de su nacimiento.

Según la RAE, una superstición es «cualquier creencia extraña a la fe religiosa y contraria a la razón». Ajustada a los tiempos que corren, podemos decir que es la creencia de que determinado comportamiento o pensamiento pueda alterar el resultado de una situación de forma mágica y no racional. Si lo aplicamos al ámbito de la medicina, serían actitudes y decisiones adoptadas por el personal médico que no se fundamentan en la lógica o, por supuesto, el método científico. ¿Cree Frederic Larsan que sus calcetines le otorgan propiedades mágicas? Estoy convencido de que no es así. La reputación científica de mi amigo se comprueba con su vasto currículo. Sin embargo, sí podríamos afirmar que Larsan tiene una costumbre, una extravagancia, un rito, que realiza siempre que va a intervenir a un semejante, y que le produce un estado de bienestar antes de la batalla; una mejor capacidad de concentración; una sensación de que el proceso quirúrgico ya ha empezado. Al pensar en los calcetines de Larsan, me he puesto a reflexionar sobre cuáles son mis rutinas antes de operar: me coloco el gorro y la mascarilla siempre igual, me desinfecto las manos hasta los codos invariablemente de la misma manera, me pongo siempre el guante derecho primero, intento poner los campos quirúrgicos todos los días con la misma exactitud... En el fondo no sé si todos estos gestos y actitudes que siempre repito son rutinas mías o son las que se deben seguir en cualquier intervención. Forman parte de las enseñanzas que recibí desde que era un joven cirujano, y he adoptado las que más adecuadas me parecen, pero son las mías. Ahora bien, ¿estaría a gusto si un día me pongo el guante izquierdo antes o no me ajusto la mascarilla como siempre? Seguramente que no. Entonces, ¿para qué cambiar? ¿Es una superstición por mi parte creer que porque me voy a poner el guante izquierdo la cirugía va a ir peor? La noche antes de la cirugía, antes de dormirme, imagino la intervención que voy a realizar el día siguiente. En el metro, yendo a trabajar, repaso mentalmente el plan que tengo establecido. Es mi manera de meterme en el papel de cirujano, de enchufarme en el trabajo. ¿Acaso no lo hago por mi propio confort, y por ende, por la seguridad del paciente? Estoy convencido de que si lo hago me irá mejor la cirugía (si no, no lo haría), así que si no lo hago, ¿no me irá peor? ¿Es, entonces, una superstición, o tiene un fundamento racional?

La línea que separa una manía de una superstición es delgada (para algunos, inexistente), y cada uno la coloca donde bien le parezca, siempre y cuando sea para generar el bien. Larsan se pone sus calcetines los días que opera de la misma manera que otros cirujanos realizan otros rituales inconfesables, como no operar si se te derrama el café, por ejemplo. Durante años he convivido con muchos cirujanos y he tenido la oportunidad de confirmar sus diferentes rituales previos a sus cirugías. La lista sería interminable, inverosímil y aburrida, pero no puedo sino recordar la de un cirujano alemán que invariablemente realizaba un montón de flexiones en el vestuario antes de pasar al quirófano. «Para aliviar el estrés», creo que respondió ante la extrañeza de quienes lo vieron en posición horizontal en el insalubre suelo del vestuario.

Las supersticiones pueden ser beneficiosas para el paciente según el Dr. Lestter Gottesman. Lo afirma un cirujano que siempre comprueba las líneas de sutura al final de una intervención quirúrgica en el orden en que las ha realizado, y no de otro modo. «Si la ciencia proporciona una respuesta coherente, que así sea. Si no, será el propio ser humano quien asignará causalidad a objetos inanimados o a la influencia divina», afirma. Cuando le entrevistan al respecto, suele citar un episodio de la serie *Anatomía de Grey* en el que la Dra. Meredith Grey lo expresa de la siguiente manera: «Confiamos en las supersticiones porque somos lo suficientemente inteligentes como para saber que no tenemos todas las respuestas y que la vida funciona de maneras misteriosas. No debemos despreciar la magia, venga de donde venga».

¿Por qué le funcionan los calcetines a Larsan? Hay autores que especulan con la posibilidad de que las supersticiones generen menos estrés profesional en los sanitarios, puesto que, gracias a ellas, descargan parte de su responsabilidad cuando las cosas no van bien (por ejemplo, en la creencia de que los dioses u otras fuerzas ajenas a su control influyeron de manera negativa en el resultado). También se cree que aumentan la concentración, ya que un ritual preoperatorio permite al cirujano meterse en su papel de la misma manera que un deportista calienta antes de una prueba. Las supersticiones, asimismo, permitirían al cirujano aumentar el rendimiento, ya que tienen un efecto positivo en la confianza de cada cirujano. Por último, permiten mantener una situación de mayor control ante las complicaciones, e incluso generar un efecto placebo (algo así como, *no he podido hacer nada para evitarlo pero no es culpa mía, puesto que llevo mis calcetines de la suerte*).

Las supersticiones pueden tener sus inconvenientes. Pueden generar una conducta compulsiva (*como no llevo los calcetines no sé si voy a ser capaz de llevar a cabo mi tarea y completarla de manera satisfactoria*). También se pierde flexibilidad profesional cuando los rituales se vuelven tan rígidos que se pierde la capacidad de adaptación. Por último, puede caerse en el error de evitar la responsabilidad cuando una cirugía se complica y el cirujano lo atribuye al hecho de que no se ha realizado la rutina previa (*sucedió porque no llevo puesto ningún par de los que están designados para las intervenciones).*

El Dr. Gregorio Marañón dijo una vez que «toda la historia del progreso humano se puede reducir a la lucha de la ciencia contra la superstición». Un cirujano no confiesa sus rituales, y mucho menos admite que estos se han convertido en una superstición. Esta aseveración la podríamos incluir en la lista de las tres cuestiones a las que un cirujano jamás respondería, que quedaría como sigue:

1. Nunca te hablará de su cementerio particular.
2. Nunca confesará a quién escogería para operarle.
3. Nunca revelará sus supersticiones.

Estoy convencido de que estas tres reglas se mantienen precisamente por el hecho de que cada cirujano tiene la superstición de que su incumplimiento conllevaría una sanción por parte de fuerzas ocultas consistente en, respectivamente, pacientes intervenidos por él que fallecen, complicaciones de cualquier índole cuando lo operen a él, y cese del funcionamiento de sus rutinas o (mejor llamadas) supersticiones.

CAPÍTULO 18

EL FUTURO ES RESPONSABILIDAD DE TODOS

«La gloria de la medicina es que está avanzando constantemente, que siempre queda algo por aprender.»

WILLIAM J. MAYO, 1861-1939

Como decía don Hilarión en *La verbena de la Paloma:* «Hoy las ciencias avanzan que es una barbaridad». No le faltaba razón. Hace poco más de un siglo los cirujanos intervenían en la mesa de la cocina del propio paciente. Realizaban incisiones muy grandes, usaban material y condiciones antihigiénicas y abandonaban a su suerte al enfermo. Hoy en día el paciente ingresa, el instrumental y las condiciones son asépticas, y se realizan intervenciones a través de mínimas aberturas, con apoyo de cámaras de vídeo que introducimos dentro del intervenido. Sin embargo, queda mucho por mejorar aún.

En los últimos años se viene observando un colapso en nuestro sistema sanitario. La demanda es mayor y los recursos limitados. El aumento de la esperanza de vida (por un lado, sinónimo de bienestar y reflejo de una sociedad desarrollada) tiene como contrapartida que el número de pacientes ancianos con enfermedades crónicas sea, cada vez, mayor. Por otro lado, la financiación cada vez resulta más compleja de sostener. Es la responsabilidad del ciudadano y de sus representantes electos buscar soluciones para conservar uno de nuestros bienes más preciados como sociedad. En comparación con otros modelos de sanidad existentes en el mundo, podemos estar orgullosos de la equidad y universalidad de nuestro sistema, pero urge planificar un futuro en el que seremos más y más ancianos.

Los modelos de gestión de la sanidad buscan maneras de afrontar el futuro con garantías. Una de las ventajas que nos trajo el siglo XXI fue la cirugía sin ingreso prolongado. Desde su creación, los resultados no han podido ser más gratificantes atendiendo a los indicadores aplicados: menos gasto sanitario, más satisfacción para el paciente y reducción de las complicaciones perioperatorias. Hay otras herramientas a nuestro alcance que se están implementando para adecuar la sanidad a los tiempos que corren. El objetivo es devolver al enfermo a su casa, y que sea la medicina la que acuda a su domicilio para evitar el colapso presencial que vivimos en la actualidad en los centros médicos y hospitales de nuestro país. Para ello, se empiezan a utilizar las herramientas digitales que tenemos a nuestra disposición, para que el hospital esté en el domicilio del enfermo a través de sus dispositivos electrónicos. Como prueba de la nueva filosofía, se están acuñando nuevos términos como *hospital virtual*, *hospital líquido*, *hospital digital*, y que hacen referencia a métodos de gestión donde se eliminan las barreras arquitectónicas, se reduce la demora en la asistencia sanitaria y se anulan las consultas que resulten innecesarias. De esta manera, se agiliza el proceso clínico del paciente, se evita el colapso y mejoramos la satisfacción del usuario. Es importante que la población comprenda la utilidad de estos recursos, ya que, por desconocidos, pueden resultar impopulares.

El futuro también depende de los profesionales de la salud. Como especialistas, no podemos obviar la formación de aquellos que nos sustituirán. Los programas formativos deben actualizarse y adecuarse a los tiempos que corren. Tomando como ejemplo mi especialidad, la formación del cirujano cardiaco debe virar hacia un aprendizaje que incluya el conocimiento de las tecnologías emergentes. El perfil de cirujano clásico y poco moldeable está abocado a la desaparición, y es nuestra responsabilidad que los residentes que tengamos a cargo comprendan la importancia de abrir los ojos hacia una nueva realidad.

También las intervenciones han cambiado. Antiguamente era conocido entre los cirujanos el aforismo: «Grandes cirujanos, grandes incisiones». Era una época en la que el paciente no se preocupaba por el tamaño de su incisión, ni de cómo quedaría la cicatriz; le bastaba con salir vivo de la cirugía, y con poder retomar su vida normal después del alta. Decía el novelista francés Remy de Gourmont, del siglo XVIII, que «antes de someternos a una intervención quirúrgica debemos resolver nuestros asuntos temporales, ya que puede que vivamos». Eran otros tiempos. El paciente de hoy demanda una incisión pequeña y estética. Y lo hace porque está informado y sabe que hay especialistas que las hacen. Para el cirujano audaz, la cirugía mínimamente invasiva es muy interesante, puesto que se adecúa a su capacidad innata de afrontar de manera intrépida una cirugía y supone un reto para sus capacidades. Ahora bien, este tipo de intervenciones minimalistas deben abordarse siempre y cuando se cumplan tres premisas, que siempre recomiendo a los cirujanos jóvenes en formación que las revisen. En primer lugar, es necesario dominar la técnica clásica antes de adentrarte en el mundo de la cirugía de mínima incisión. Segundo, es una cirugía mucho más exigente que la cirugía convencional y es necesario aprender a ser paciente, asumir que habrá una curva de aprendizaje, y mantener la constancia a pesar de los momentos desmoralizantes. Y tercero, no todos los servicios son adecuados para realizar este tipo de procedimientos si no tienen un volumen de pacientes mínimo aceptable para realizarlos.

La cirugía del futuro ya está entre nosotros. Quien no se adapte, será fagocitado y relegado al ostracismo quirúrgico más cruel. Hoy en día, la carrera profesional de un cirujano incluye viajar, conocer otros servicios, y aprovechar la experiencia de otros países en los que existen centros con grandes volúmenes de intervenciones y superespecializaciones en técnicas concretas. El inmovilismo médico del que ha hecho gala nuestro país durante generaciones parece que está cambiando gracias a las nuevas generaciones, más abiertas a la salida al exterior. Para el cirujano que empieza se abre un abanico de atractivas posibilidades: robots, realidad virtual, realidad aumentada, telecirugía, consideradas hace unos pocos años como ciencia ficción, que son realidades que vienen para quedarse en los quirófanos de todo el mundo. Pero no olvidemos nunca que, en realidad, el paciente es el verdadero protagonista. «La hora de los valientes» no solo hace referencia al cirujano cuando asume la responsabilidad de coger el bisturí, sino también al paciente, que decide poner su vida en nuestras manos, demostrando coraje, confianza y ganas de seguir viviendo.

AGRADECIMIENTOS

Este libro nunca hubiera llegado a las manos de los lectores sin la ayuda de las siguientes personas a las que debo agradecer públicamente:

Miriam de Marcos Bautista por su amor y apoyo incondicional.

Marta Gómez Mata, Lorenzo Silva, Fran Sánchez Becerril y Laura Vaqué Sugrañes.

Todos aquellos que influyeron en mi formación como profesional y que aún lo hacen.

Todos aquellos quienes se pusieron en mis manos.

Mi familia, que siempre me apoya en mis decisiones profesionales.

Pablo y Miguel Hernández Ferrer, que son mi mayor orgullo.